これからも生きていく

ＴＨＩＳ ＩＳ ＡＬＳ——

難病ＡＬＳ患者からのメッセージ

ＡＬＳ患者からの言葉

私たちはＡＬＳを生きています。

私たちはＡＬＳですが生きています。

この写真は私たちの日常と非日常を見せてくれます。

写真家の武本花奈氏は、私たちＡＬＳ患者とその家族や仲間をファインダーを通して切り取ってくれています。

そればかりか、私たちとのコミュニケーションを通して、私たちの気持ちを深く切り取ってくれています。

とびきりの笑顔とその大きな瞳を時に潤ませながら、私たちの日常と深いところにしまってある非日常を見事に引き出しています。

まるで癒やされたかのように本音を話してしまうので、ここに書かれたつぶやきは、紛うことなく私たちの想いです。

この作品から、 私たちのメッセージが皆様に届くことを
心から願っています。

私は発病して十三年になります。
きわめて残酷な病気ですので、
生きていることがつらいなぁと思うのが日常です。
そんな十三年の間に、
僅か十数回生きていてよかったと思ったことがあります。
彼女の作品に出会えたことは、 その中のひとつです。

ＮＰＯ法人・境を越えて 理事長
岡部宏生 （ＡＬＳ患者）

まえがき

この本には、難病ＡＬＳ（筋萎縮性側索硬化症《きんいしゅくせいそくさくこうかしょう》）患者と、その気持ちが描かれています。

ＡＬＳは、体が動かなくなっていく難病です。

でも、それだけでは、充分な説明とは言えないかもしれません。

短い間に体が末端から動かなくなり、やがてご飯を食べることも、息をすることもできなくなっていきます。

呼吸器をつけて生きることは可能ですが、呼吸器をつけると声を失います。それでも、頭も心も私たちと同じように動いていて、暑い、かゆいなども分かる病気です。

「あなたはＡＬＳです」

ある日突然言われたら、あなたはどうしますか？

人生に絶望するかも知れません。

でも、絶望で終わってしまうのでしょうか。

そのとき、命と向き合い、とまどいながらも精一杯生きている人たちがいます。

彼らはどんなことを感じ、考えているのでしょう。

勇気を出して話しかけてみると、透明文字盤やパソコンの視線入力装置などを使って、一生懸命に目で話してくれたのです。

紡ぎ出された言葉は、命がけのメッセージ。

小さくなっていくその声が、本当に聞こえなくなる前に、

あなたに届けたいと思います。

武本花奈

※尚、写真と言葉は全て同一人物とは限りません。
作品の一部としてご理解ください。

これからも生きていく

「今日を笑っていきたい」

生きていくとは　どういうことなのでしょう
私がいるとは　どんなことなのでしょう
私がいることの中には
あなたがいることも　含まれていると思うのです
あなたを理解したい　私のことも知って欲しい
あなたに元気でいて欲しい　私も元気でいたい
あなたに悲しい思いをさせたくない　私も悲しみたくはない
あなたらしくいて欲しい　私らしくありたい
それが一緒にかなったら　素敵なことですよね

ＡＬＳは　生き地獄です

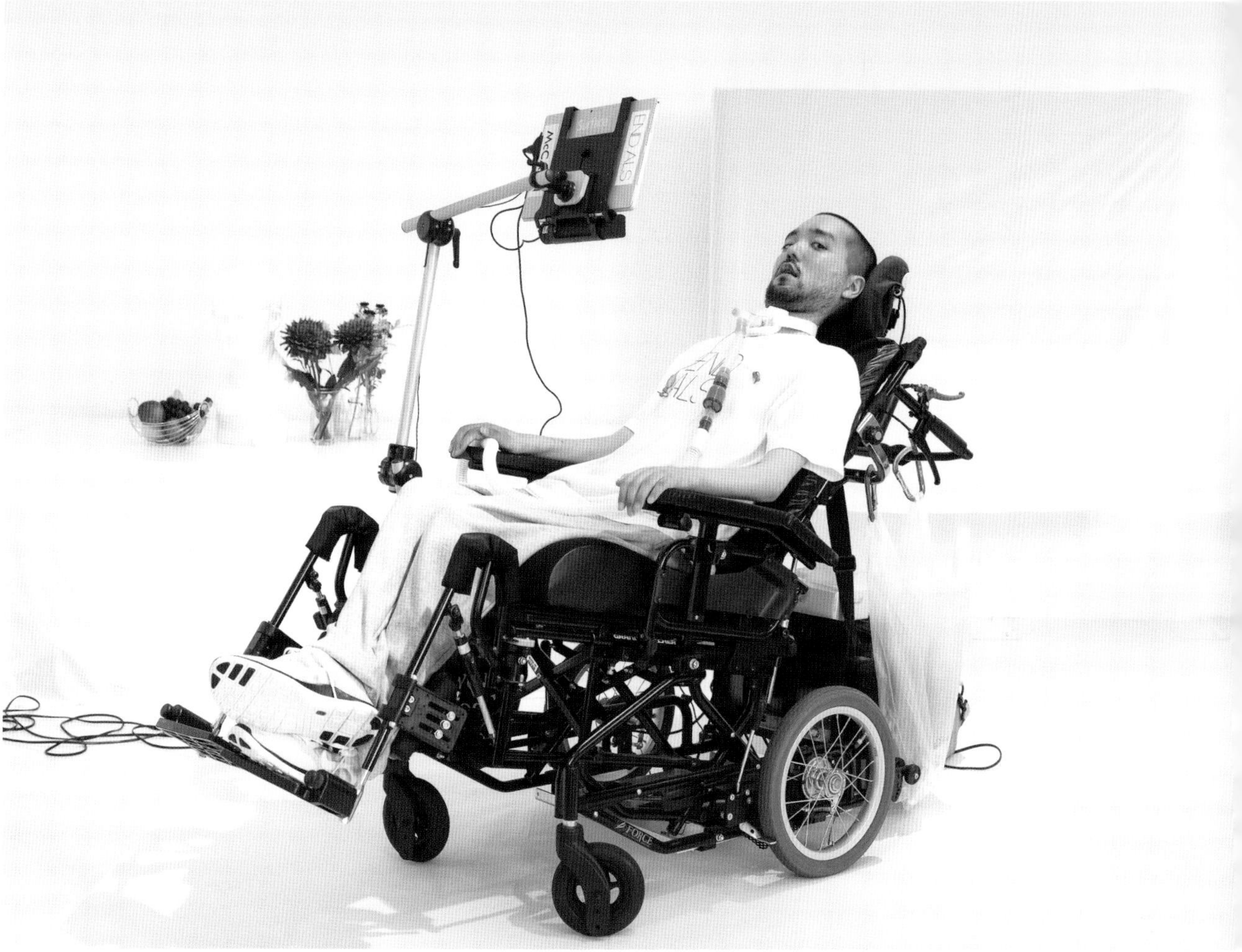
ENDALS

つらいときに
側にいてあげられなくて、ごめん

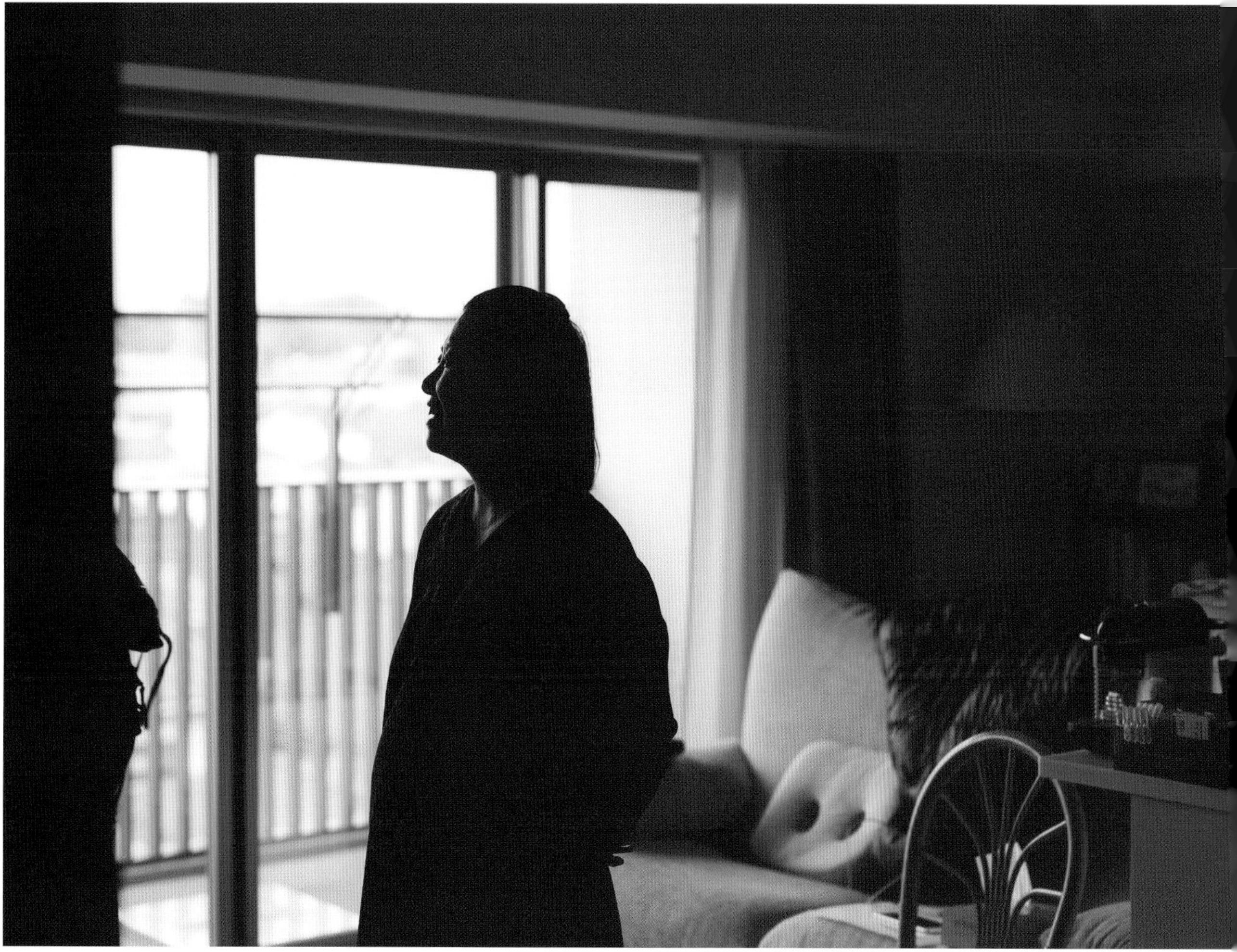

やせてきて
ガンだと思って病院に行った。
検査をしても何も異常なし。
それで、ないとは思うけど神経内科に
と言われながら行ってみたら、
はい、ＡＬＳですと。

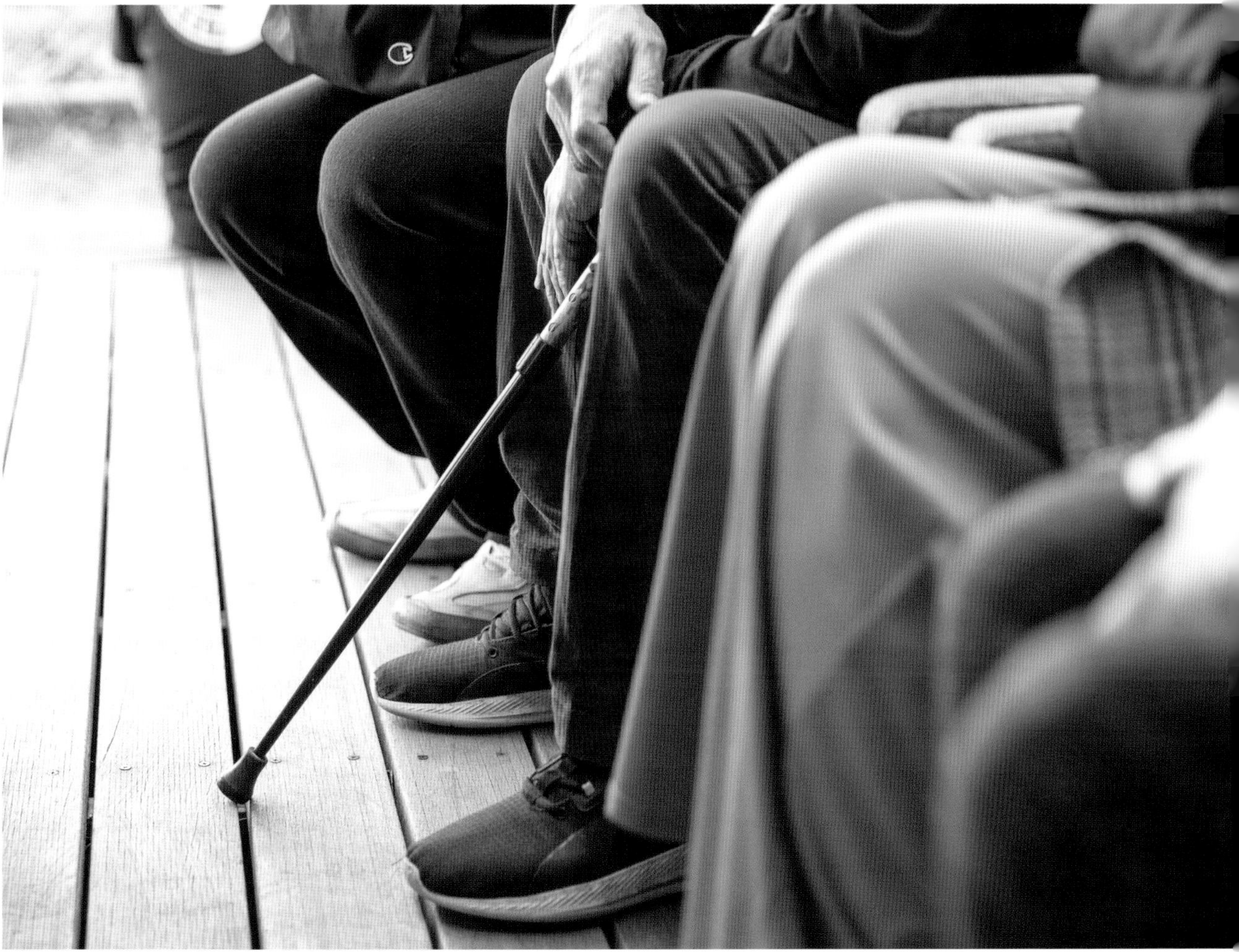

はたして、

自分はあとどれくらい

このままの日常を続けることができるだろう。

死を宣告されたわけではありません。

生きられるのです。

でも体は徐々に動かなくなり

日常が、どんどん奪われていく。

がんばっても、努力しても

どんなに精一杯やっても進行していく。

怖い。

ＡＬＳから逃げたい。

これが正直な告白です。

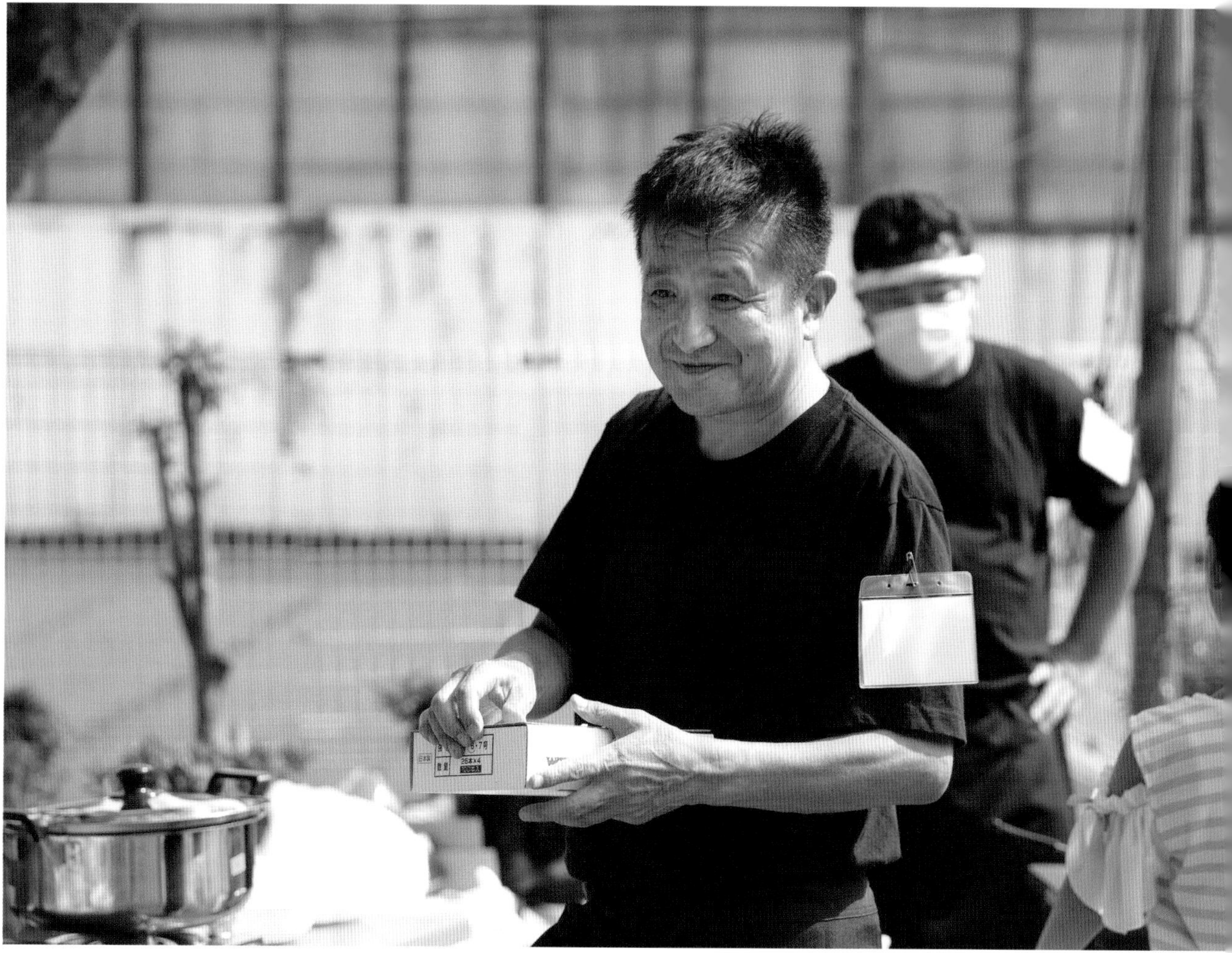
日本製
数量
25本x4

今

本当だったら

刻み食とかおかゆとか

そういう形態で食べてねと言われている

でも嫌だ

それで詰まったら、　もう…、　とも思う

っていうか、　みんなが食べているものを食べたい

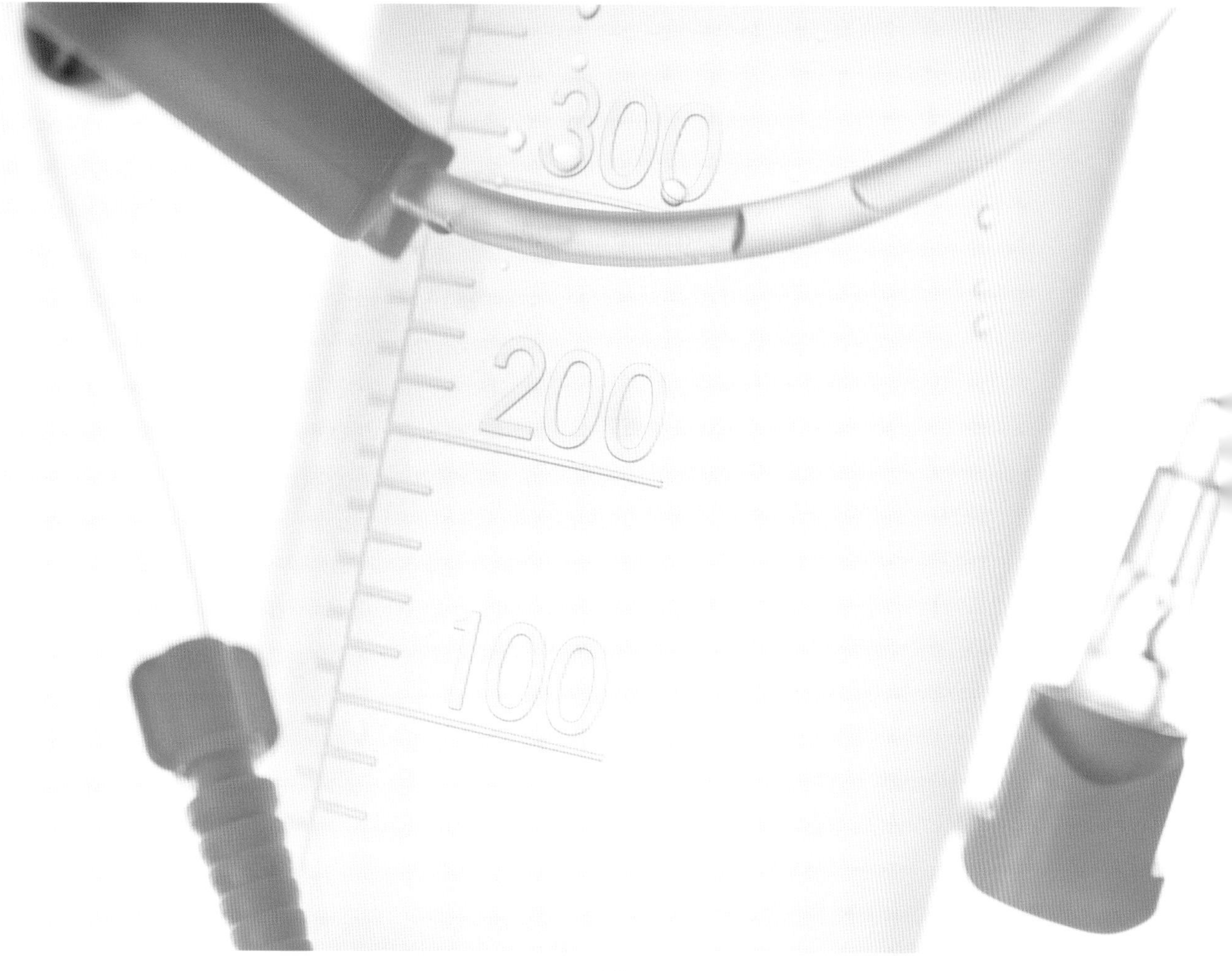
300
200
100

父と叔父がＡＬＳでした。

腕に症状が出てきて

自分がそうかもと疑いを持ったとき、

治るという答えが欲しくて

神経内科ではなく

わざと整形外科を回ったりしていました。

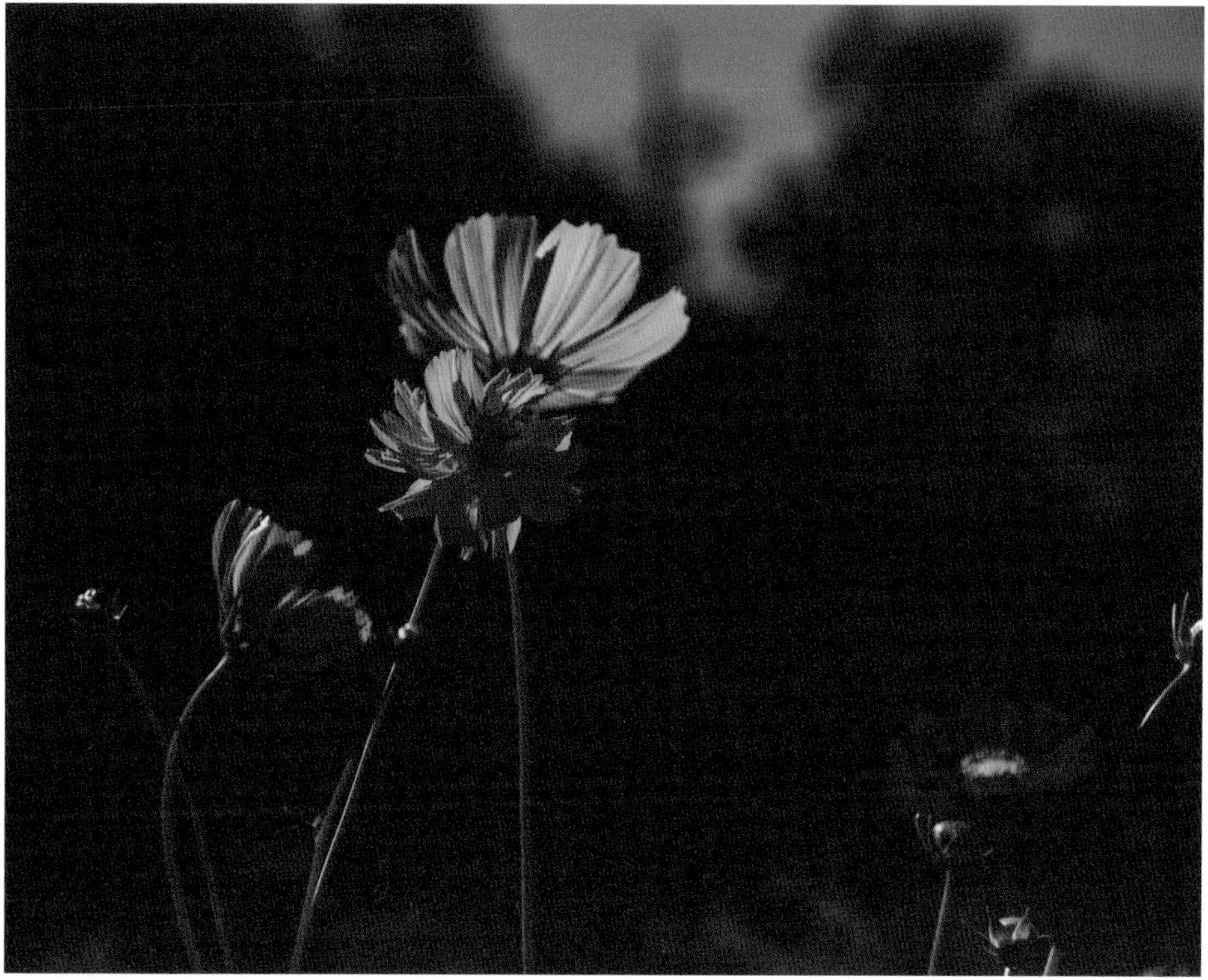

ＡＬＳの宣告を受けたとき
衝撃的すぎて頭が真っ白になりました。
二十七歳
なんでこのタイミングなんだろうと
病院から東京に戻るまで
二時間くらいの新幹線の中で
それでも、　強がりでもいいから
東京に帰ったときは
前を向いていようと決めました。
未来を明るくするために、
働くと決めた日のことを思い出して。

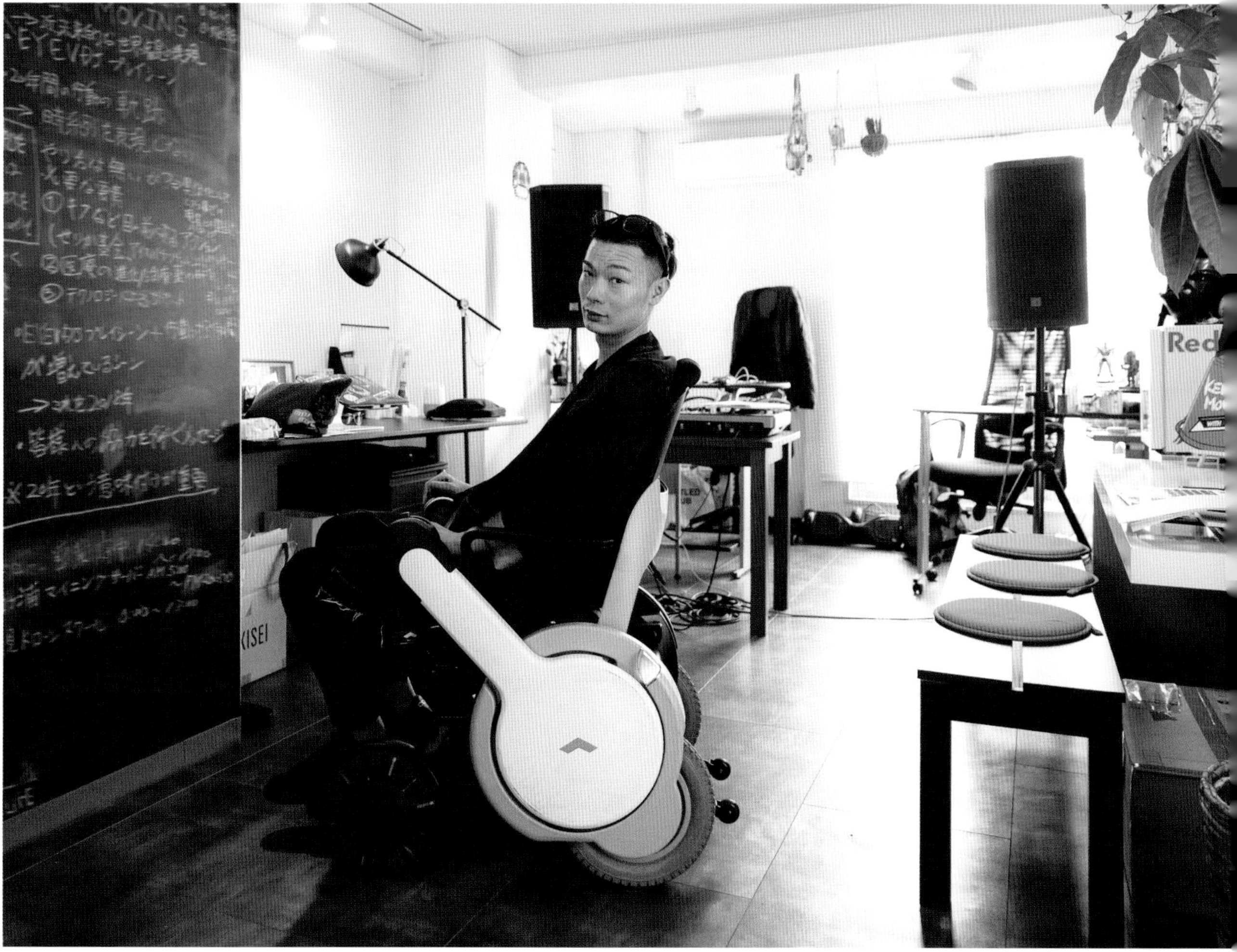
MOVING
KISEI
Red

妻を幸せにしたいという気持ちは
大事な気持ちです。
だって、　幸せにすると約束した以上
苦労をかけてでも
本当に幸せにする義務が僕にはあるから
だから後ろ向きにはなれないです。

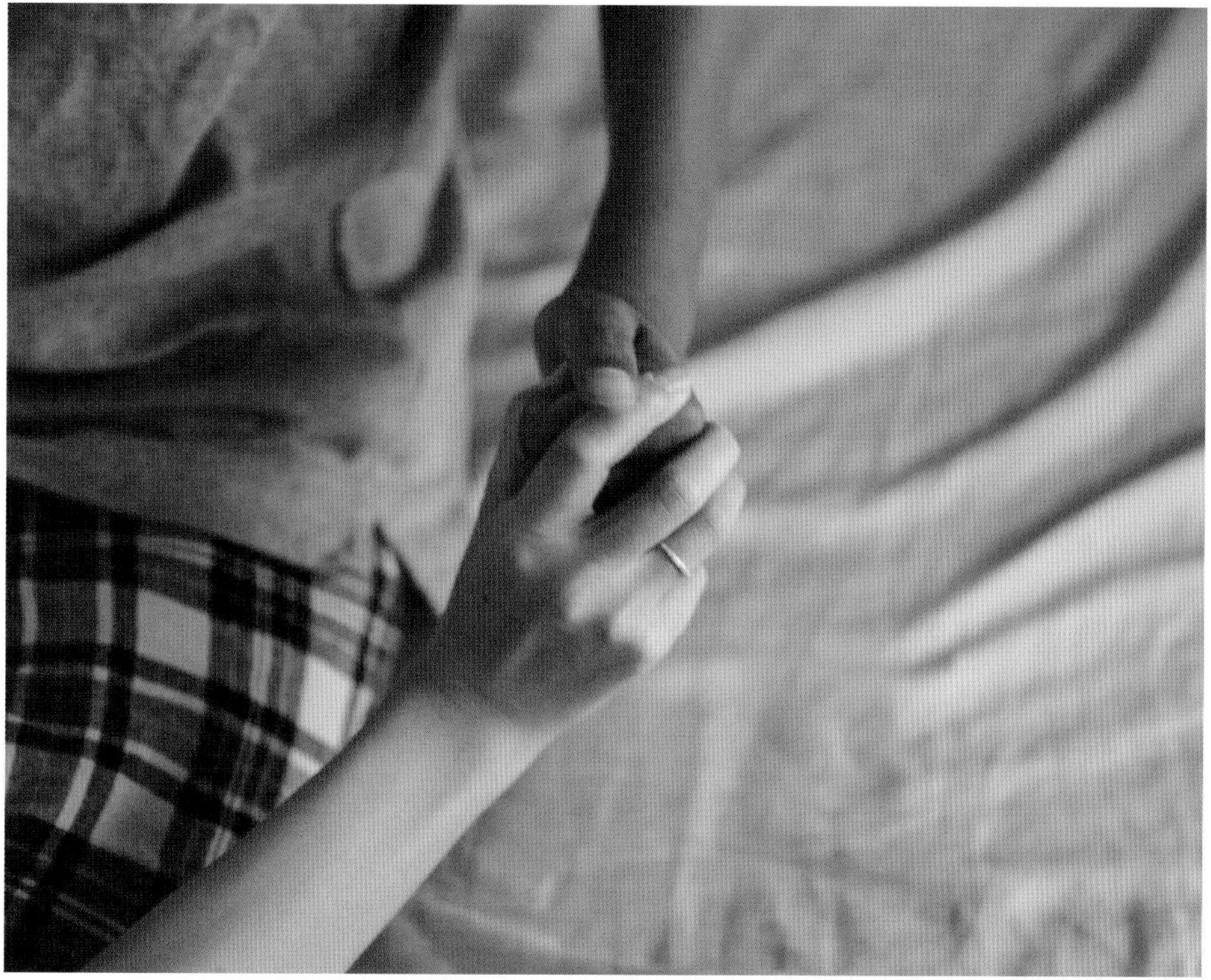

やっぱ死にたくない。
苦しくなって死ぬ方が
手術するより怖い。

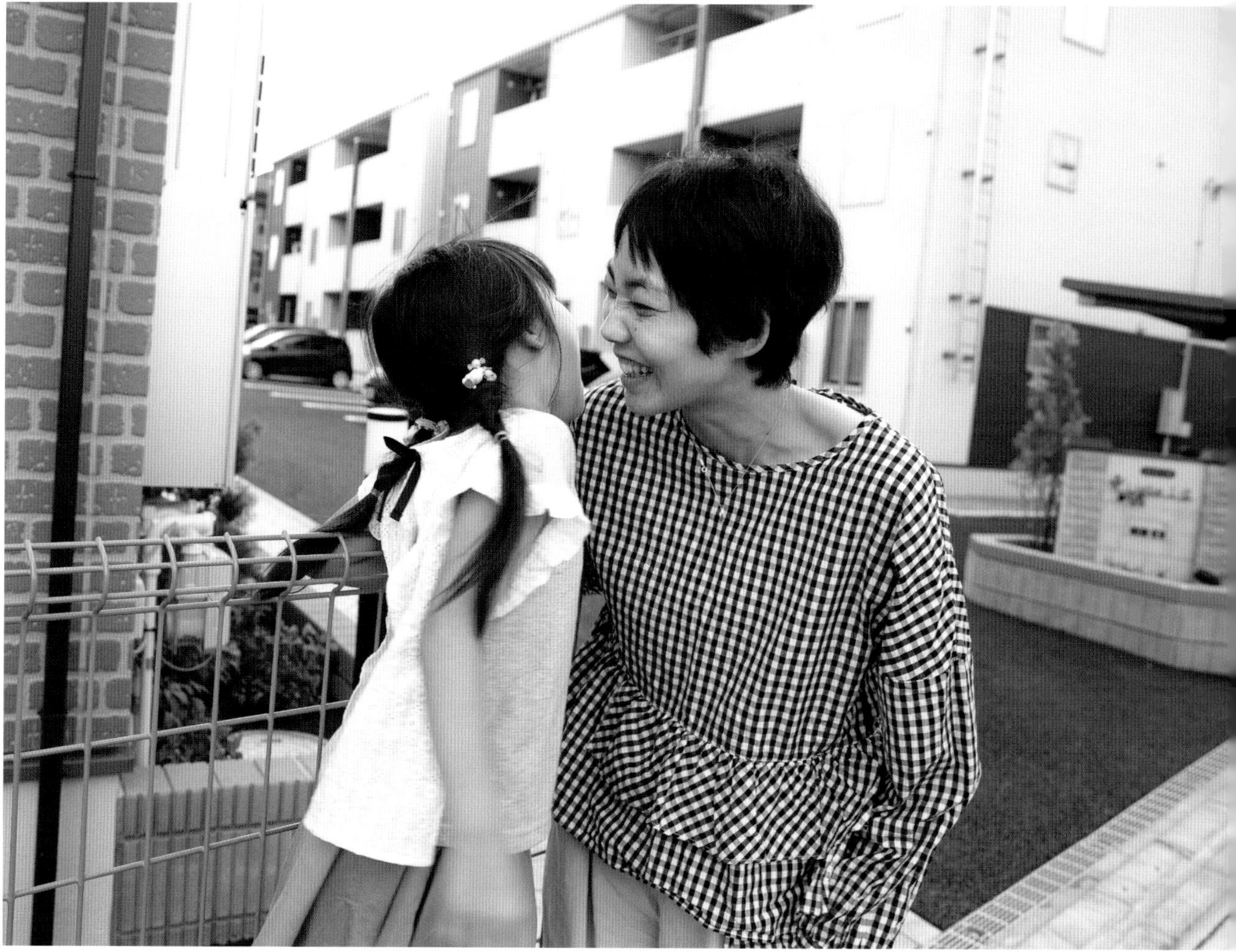

さすがに私も最初は落ち込んだ。
ＡＬＳ患者を受け入れてくれる
施設がないと聞いて愕然とした。
でもないなら、自分で作ればいいと思ったの。
自分の弱さに負けたくない。

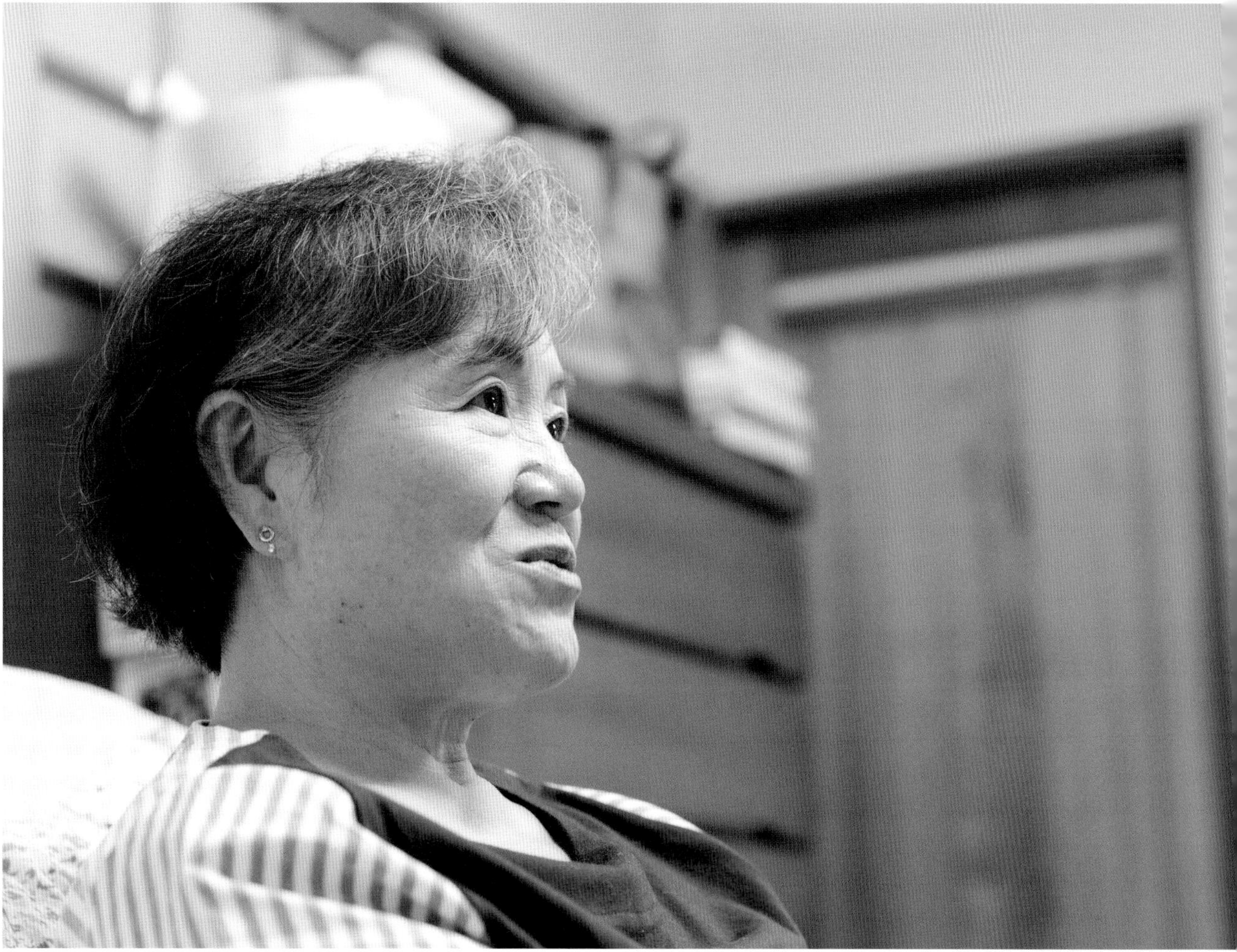

在宅療養になって
本気で通院以外の外出はしないと決めていました。
靴や服をたくさん捨ててしまいました。
二年くらい経って、　他の先輩患者に会ったとき
こんなに大変な病気なのに
明るくて　他の患者の支援をしている人がいて
とても驚きました。
でもそのとき
自分もあんな生き方をしてみたいと思ったのが
外に出るようになったきっかけです。

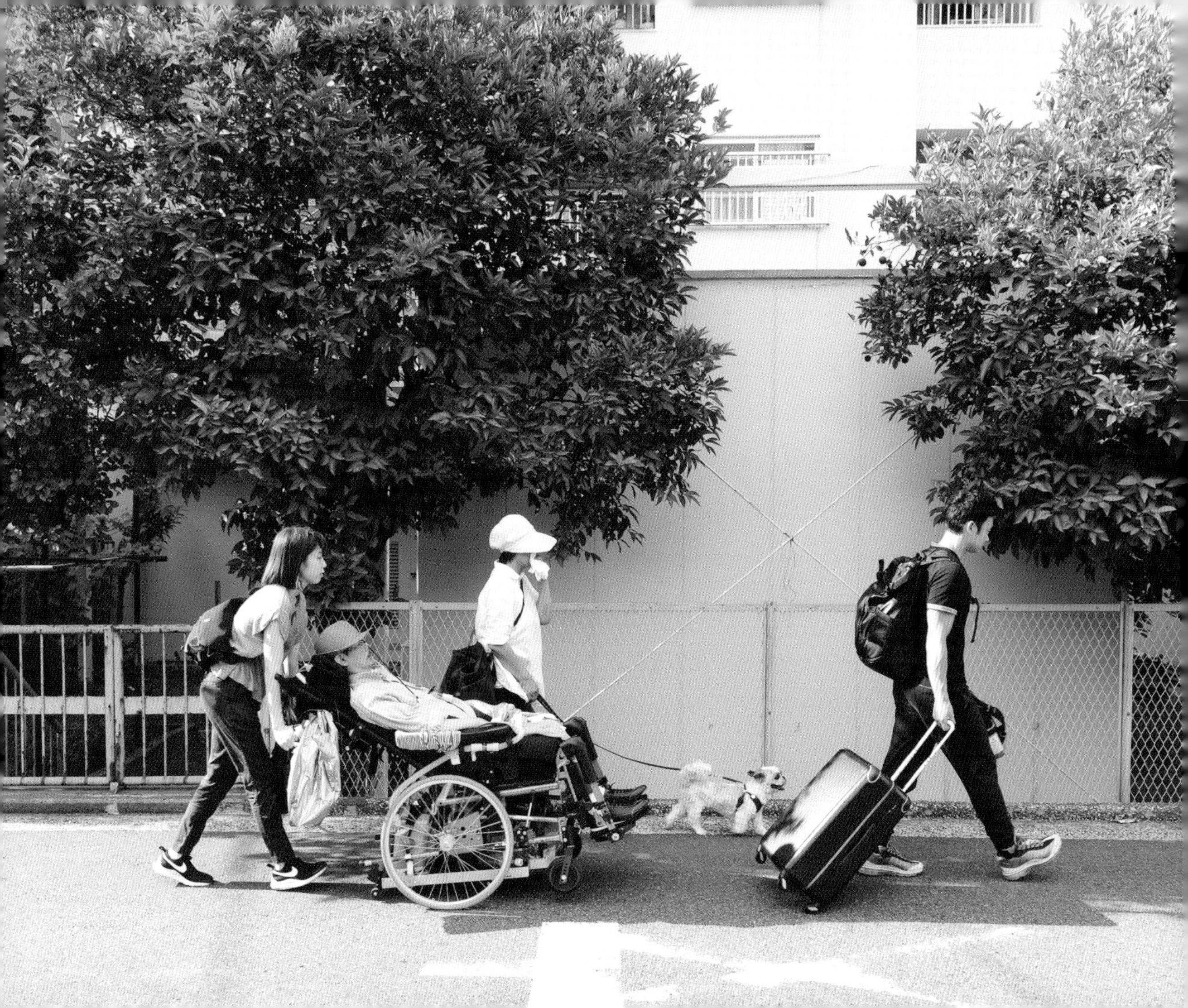

私はＡＬＳ患者

段々と、もうかなり動けなくなってきた。

日常生活の大部分は自分では、独力では不可能。

私はかわいそうなの？

かわいそうと言われて、ものすごくショックだった。

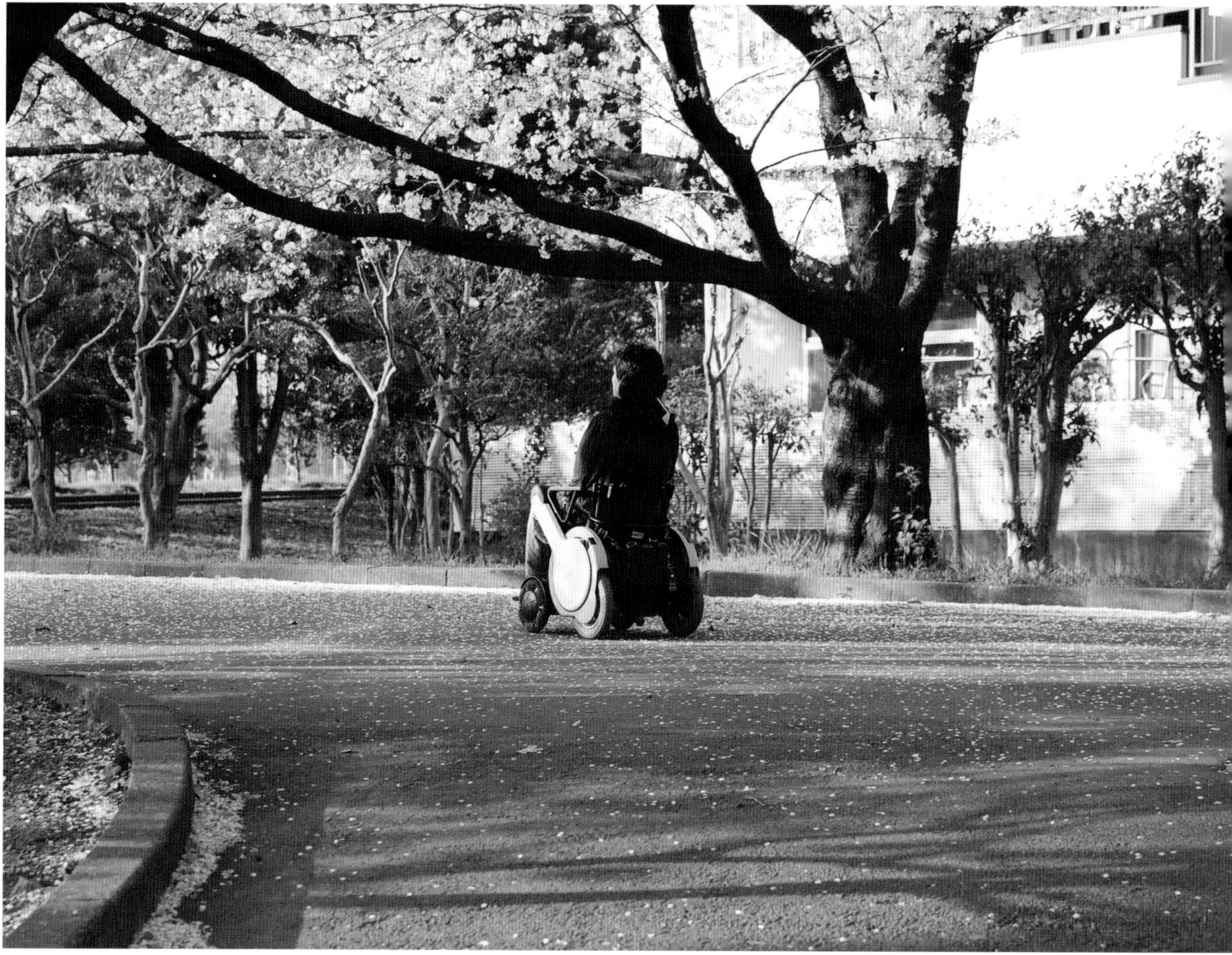

体の機能が
奪われていくと
新しい機能を
獲得する
獲得せざるを得ない
生きていくために。

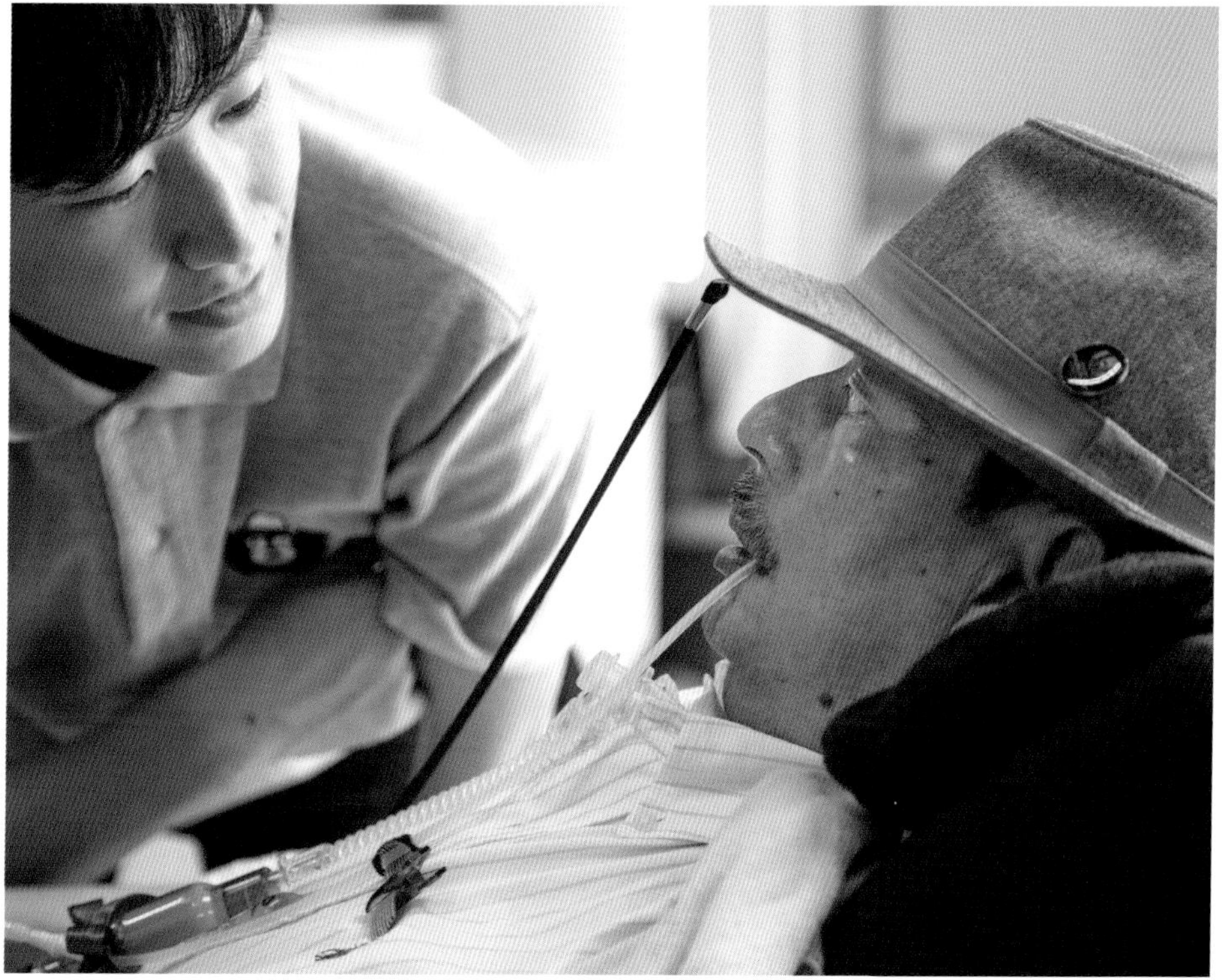

確かに私も　もっと歩けて症状が進んでいない頃
進行した患者さんに会ったとき目をそらした。
こうなりたくないと思った。
でも、自分が車椅子に乗って
見られる立場になって
たくさん話しかけて欲しいな　と思っている。
思っていることがたくさんあるから
大変そうとか　そういう目で見ないで欲しいなぁ。
思うこと　考えることは
確かに病気のことがたくさんあるけれど
意外と普通の人と変わらないよ。

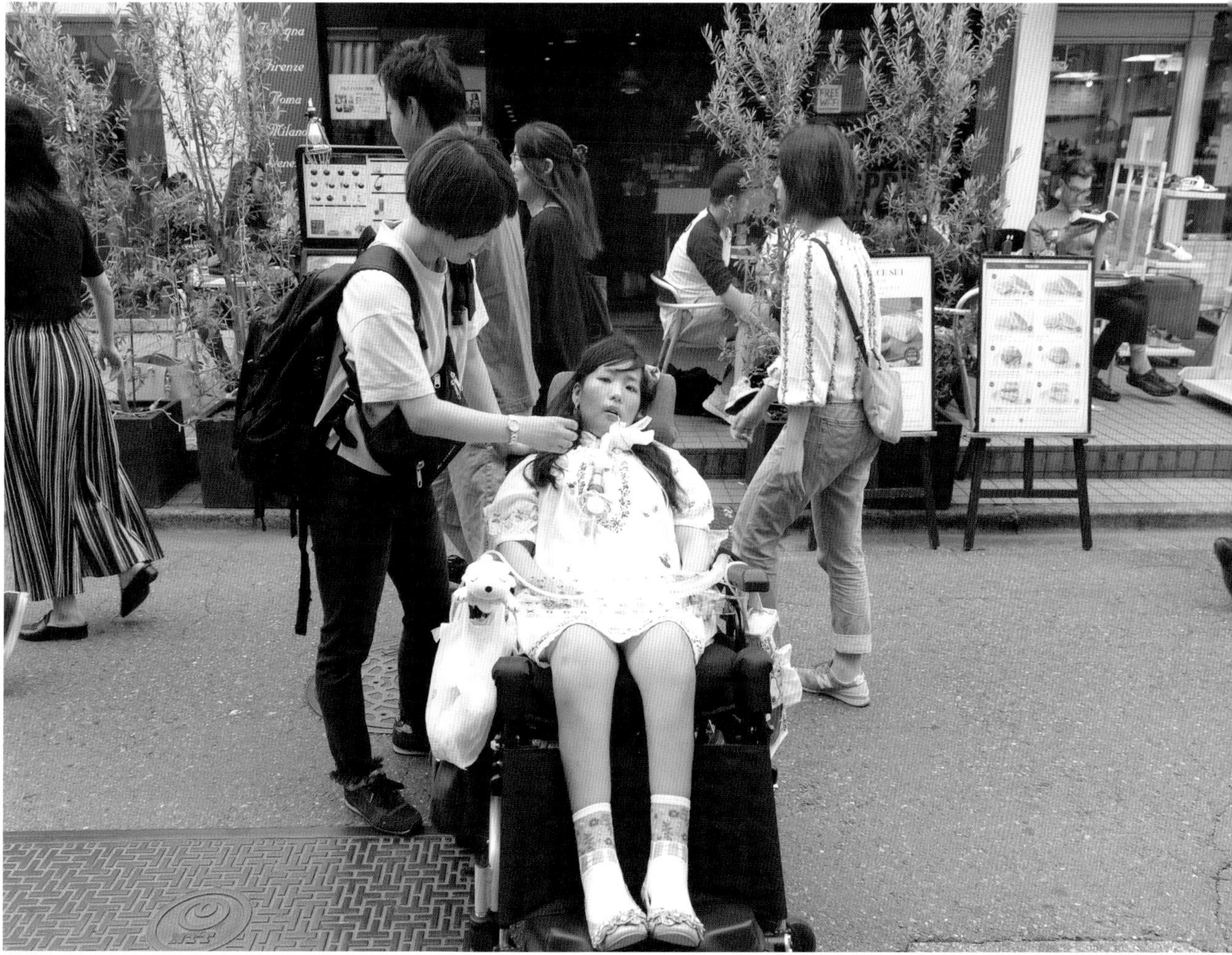
Firenze
Roma

呼吸器をつけないというと
生きる選択をしていないと思われる。
肩身が狭い。
でも、本当はそうじゃない。
精一杯生きているし
生きているんです。

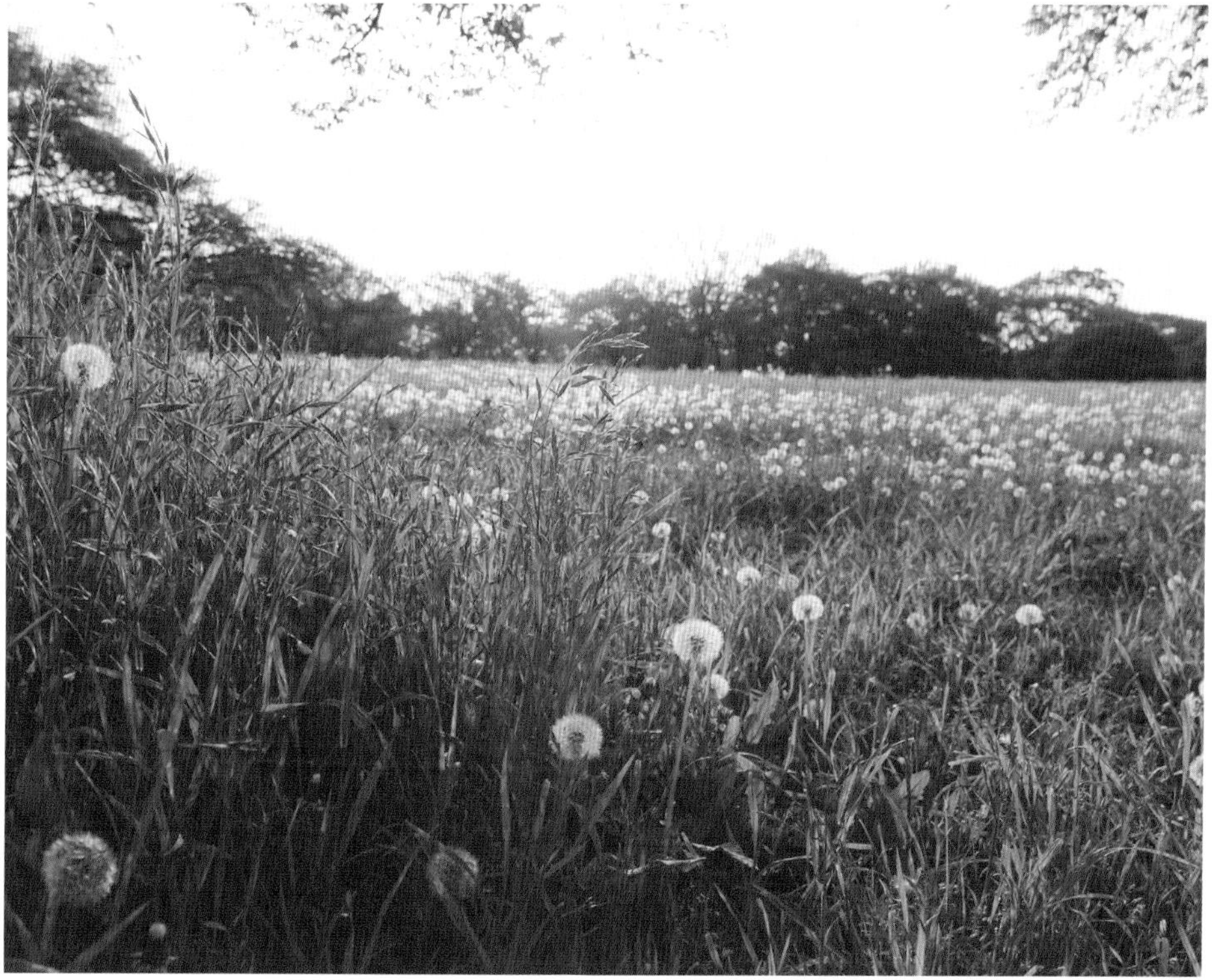

病気になって得たものは何かな。
私は目が悪いので
人の嫌な目線があっても気づかない。
代わりに
自薦ヘルパーのおかげで
人のやさしさには、気づけるようになったよ。

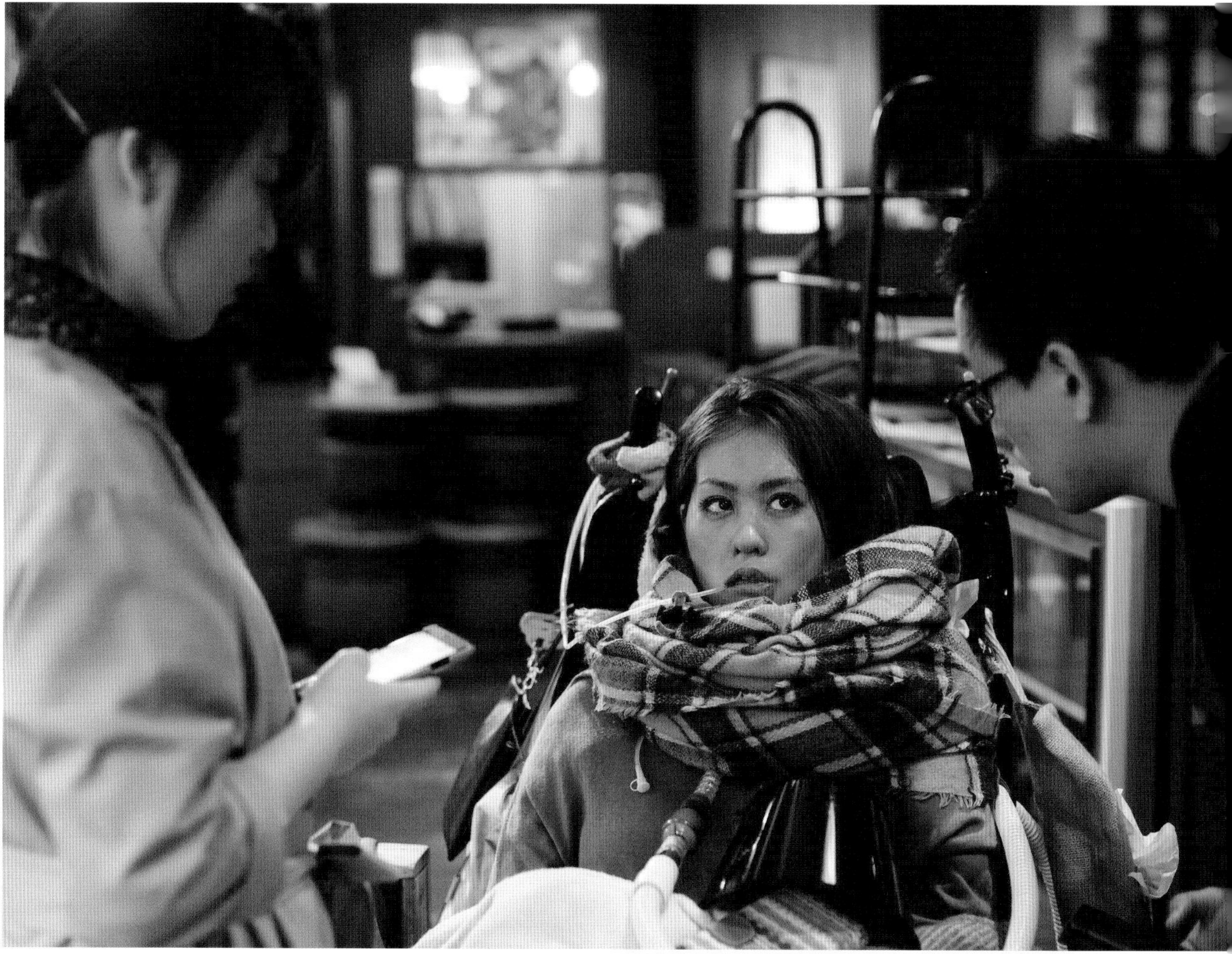

仕事とは人とのつながりです。

ベッドから仕事のメールを打って
返信があるだけで
外の世界とつながることができます。

生きていることを実感します。

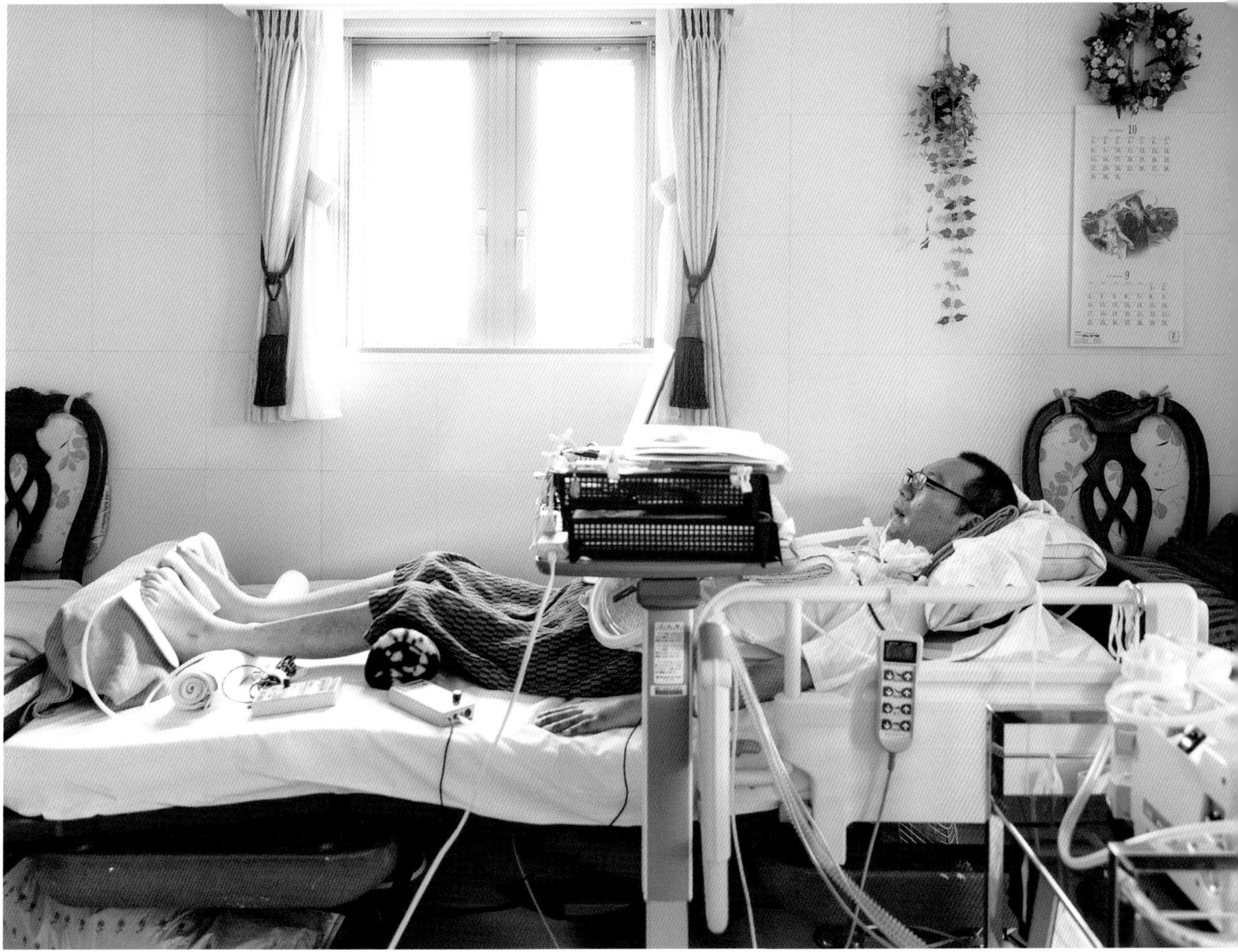

妻へ

本心では
こんなはずじゃなかったと思っていると思う。
本当にすまない。
介護を含む負担をかけないように
自立して生きていこうと思う。
だから、車椅子は押さなくていいよ。
頼られる存在でい続ける。
今まで通り横に並んで
同じものを見て
一緒に本物を感じていたい。

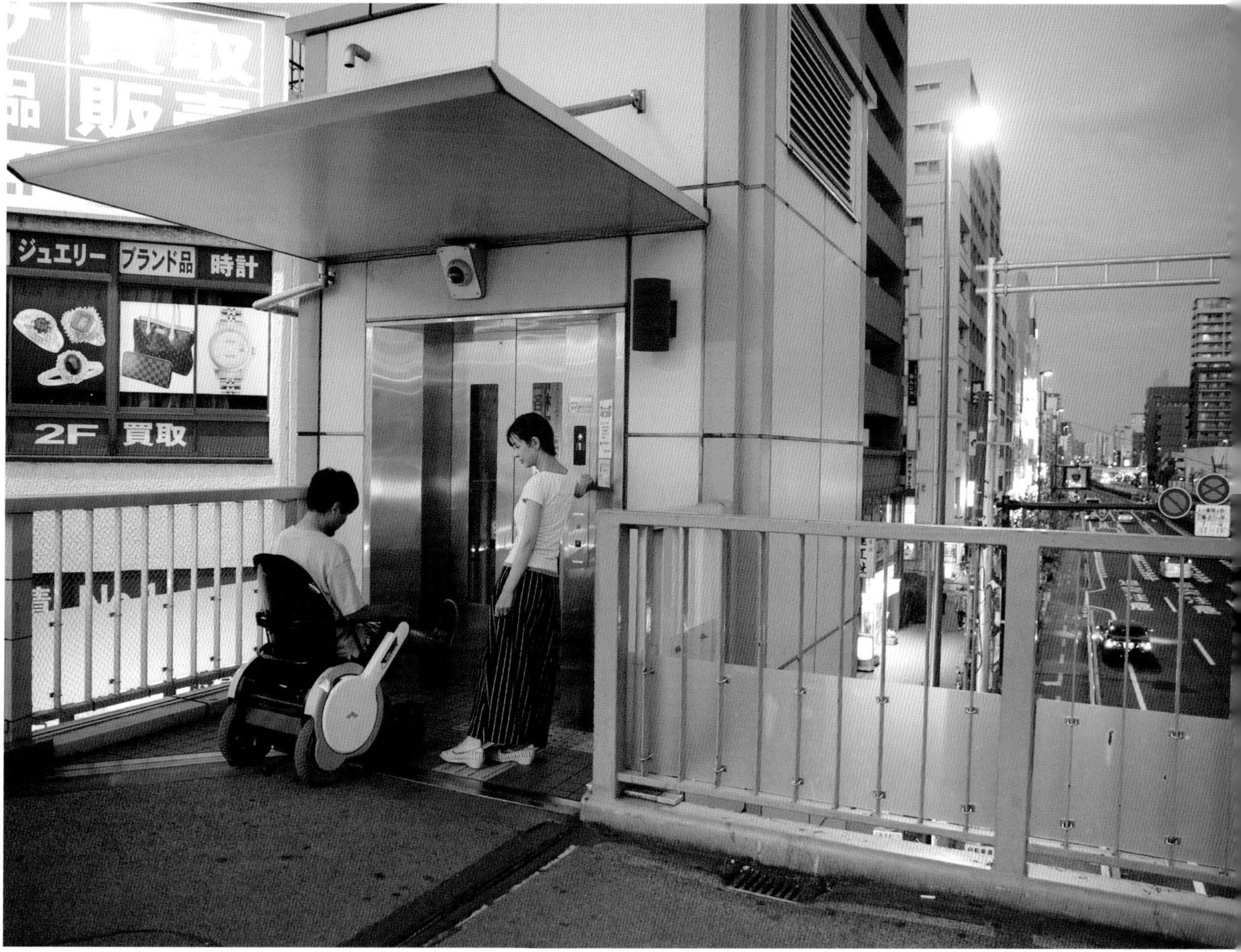
ジュエリー
ブランド品
時計
2F 買取

これから世の中に出ていく人
子供たちに
こういう人もいて世の中なんだよということを
知って欲しい。
車椅子を押す経験をするだけで
違うと思うんですよ。

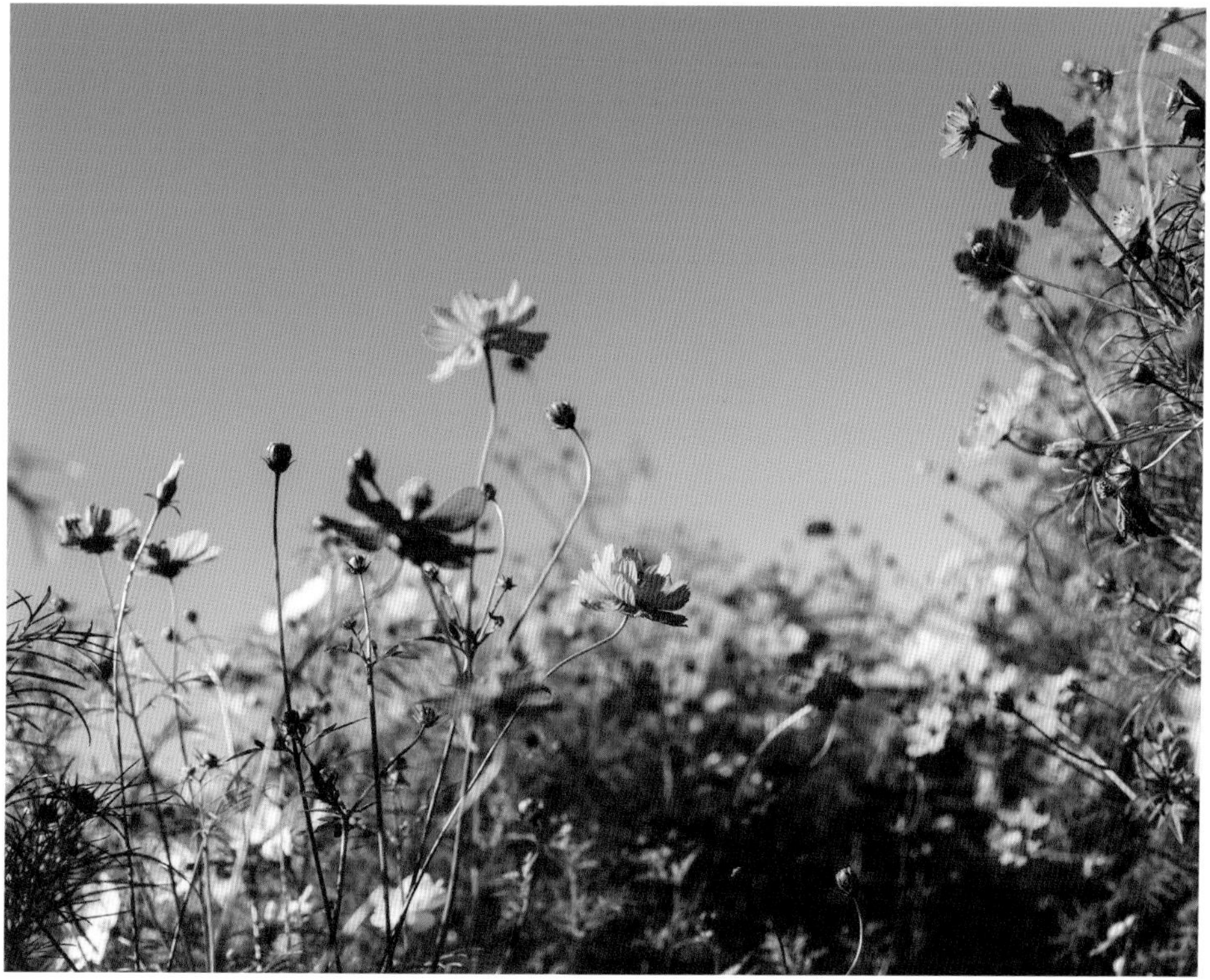

友達がやっていることを知って
髪を失った人のために
ヘアドネーションに挑戦してみることにしました。
もう少し伸ばしたら、切るつもりです。
私も社会の役に立ちたい。

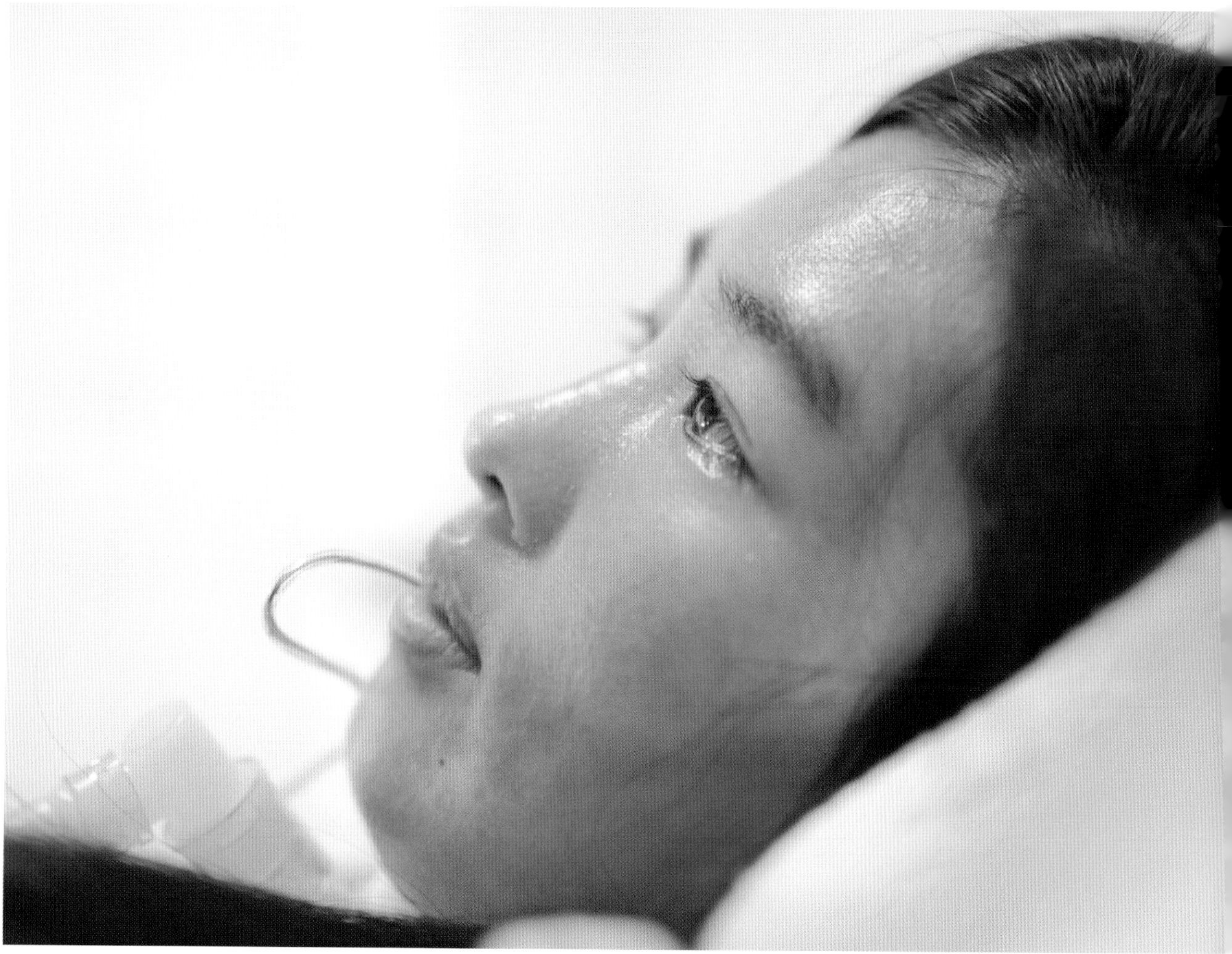

ケアマネさんが市役所の福祉課から聞いたそうです。
重度訪問介護に対応できる事業所は
ひとつもない。
だから市内でこの制度を利用している人は
ひとりもいない。
利用できないサービスの制度って
何なんでしょうね。

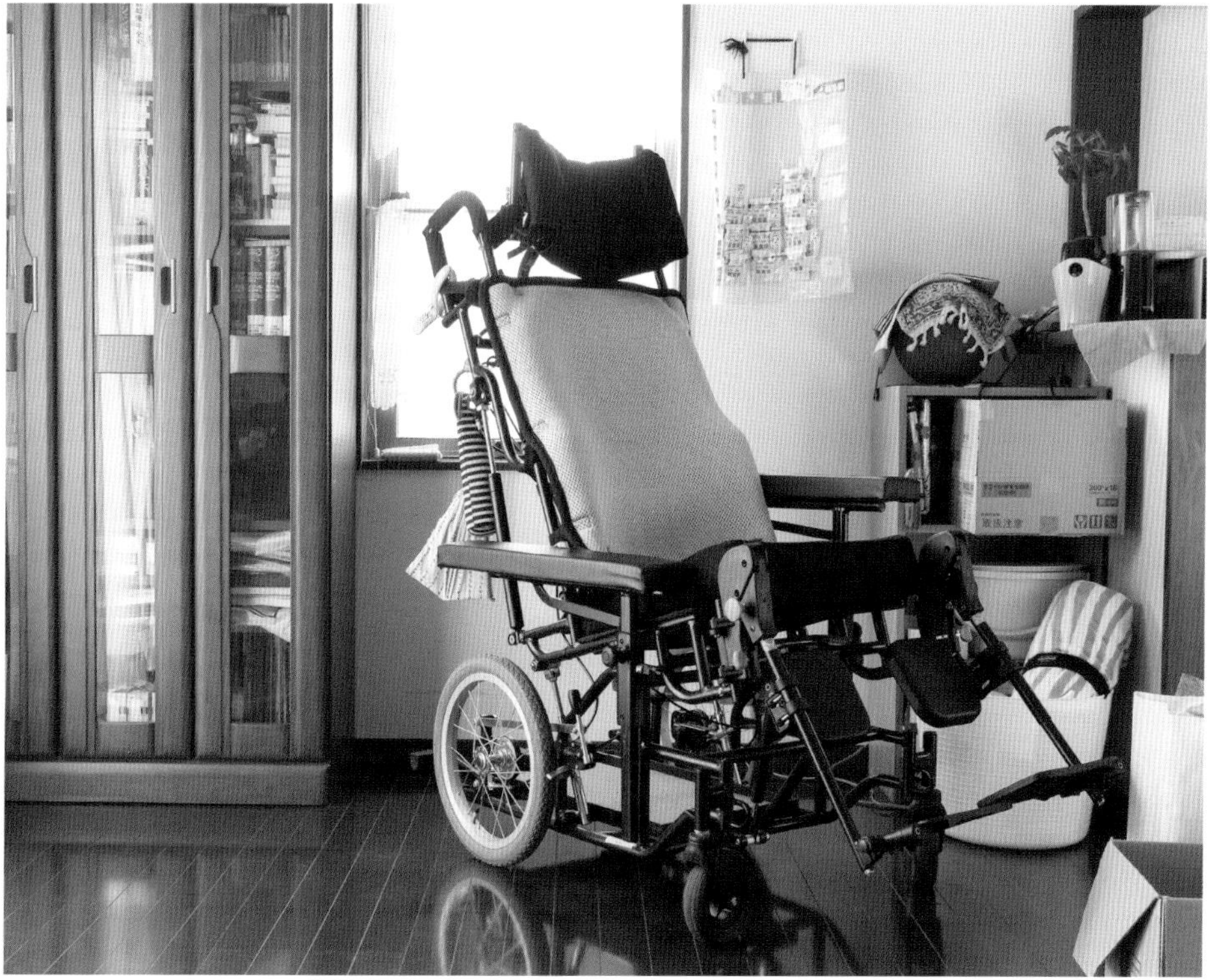

他の患者さんが
どんどん目の前からいなくなっていくことに
耐えられない。
みんなには
来年も生きようね
呼吸器をつけて生ききろうね
って言ってるけど
実際、そのときが近づくと
逃げたくて仕方ない。

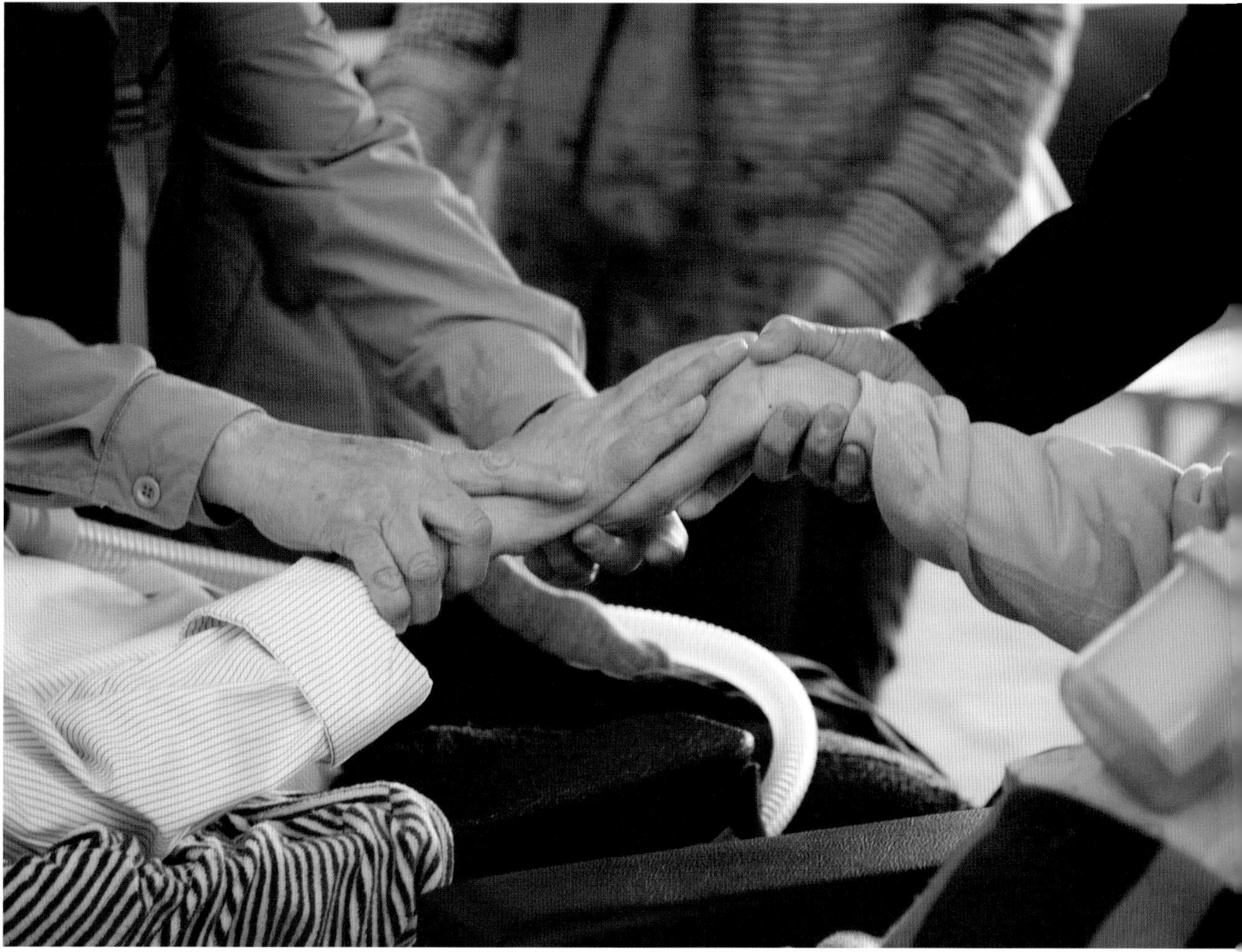

初めはショックでした。

俺はもう死ぬんだと。

でも、ＡＬＳになったのはしょうがない。

ＡＬＳなりの生き方を考えればいいんだと

思うようになりました。

自分の病気にあらがうと余計につらくなるから。

でも、あきらめたわけじゃないよ。

必ず治ると信じてる。

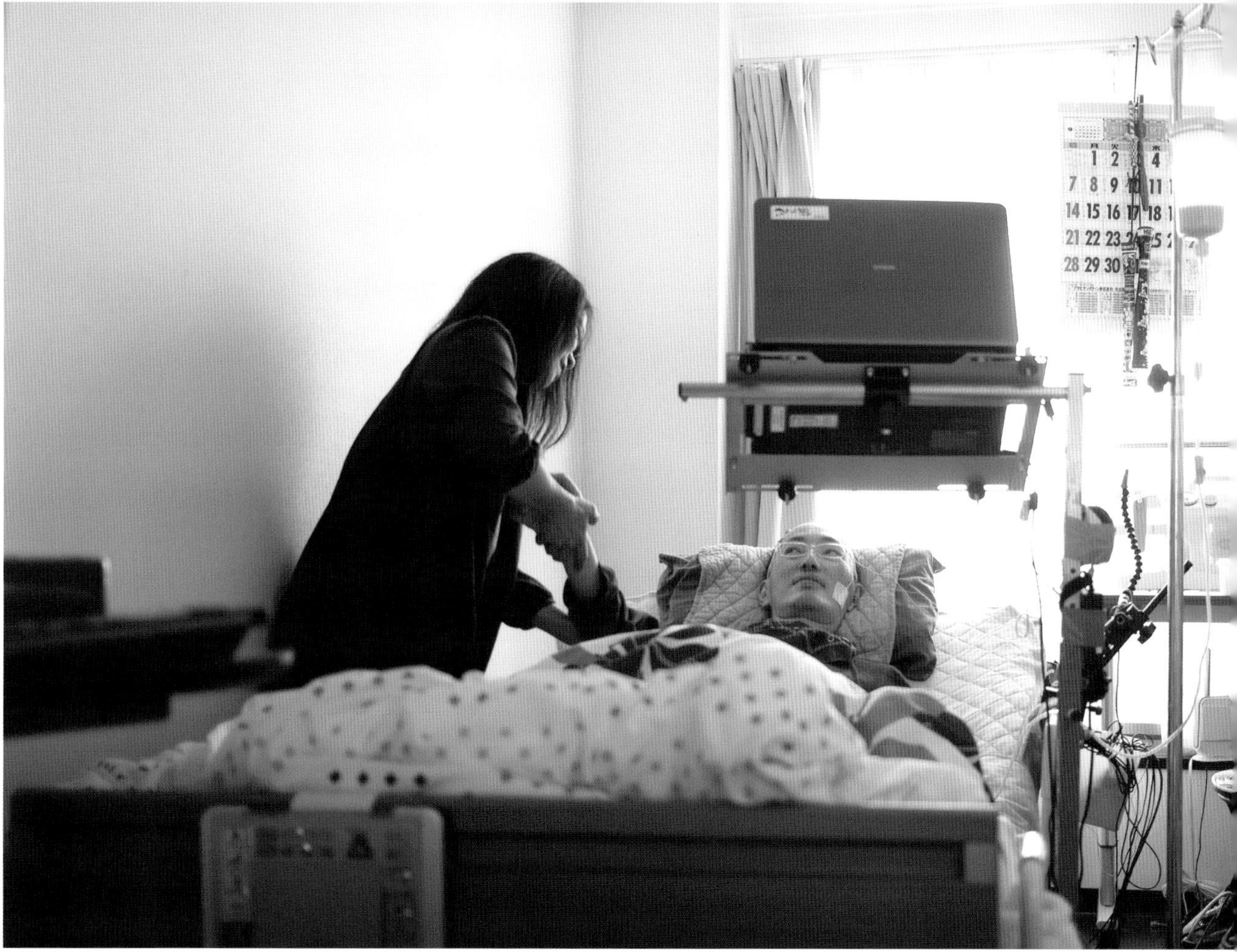
1 2 4
7 8 9 11
14 15 16 17 18
21 22 23
28 29 30

肌寒い
毛布がかけられない
ただそれだけで
ナースコール

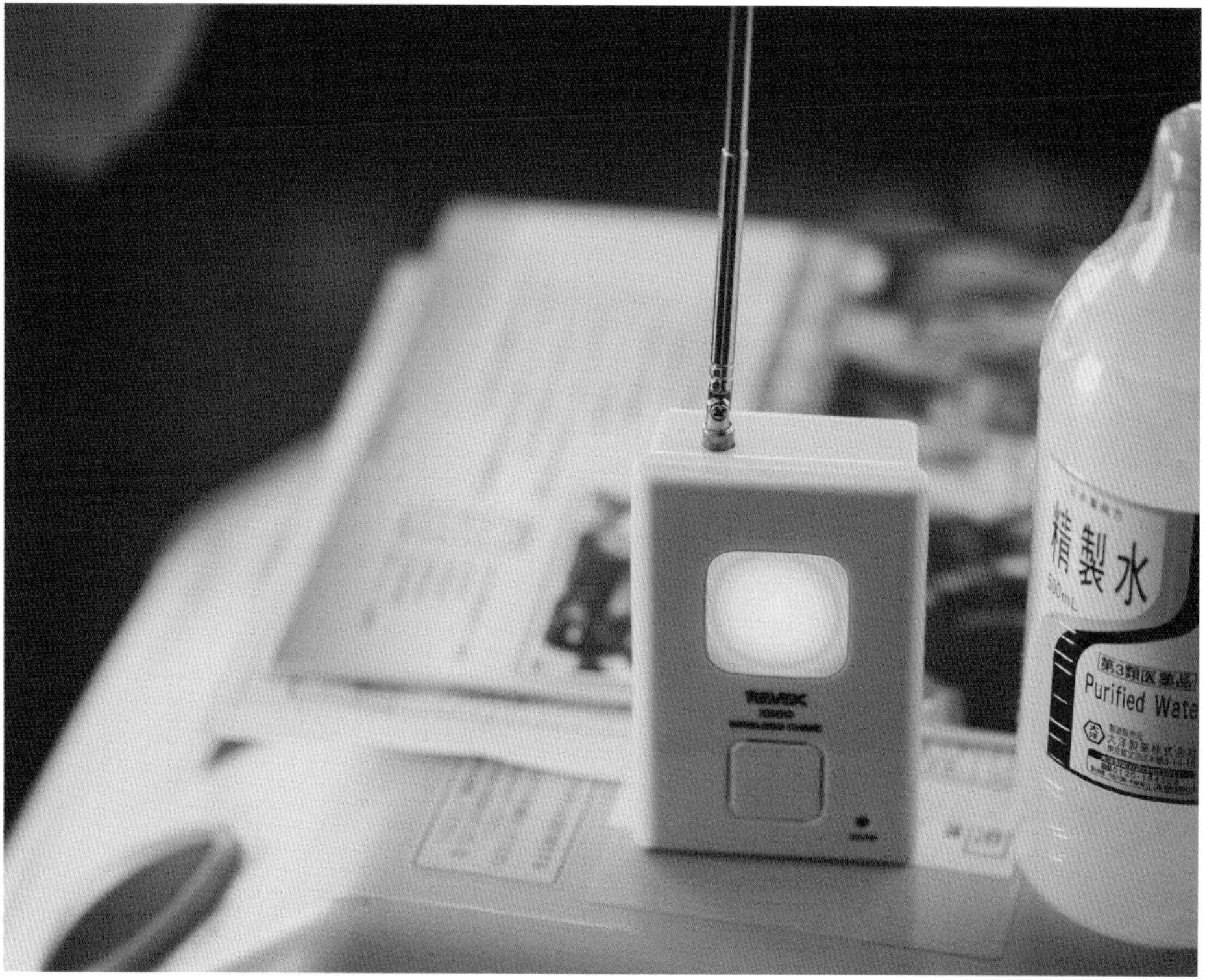
精製水
500mL

ヘルパーを入れて助けてもらう生活は
イコール
もうこの障害から逃れられないんだと思うと悩んだ。
今思えば
全然　もっと早くすればよかったなと思う。

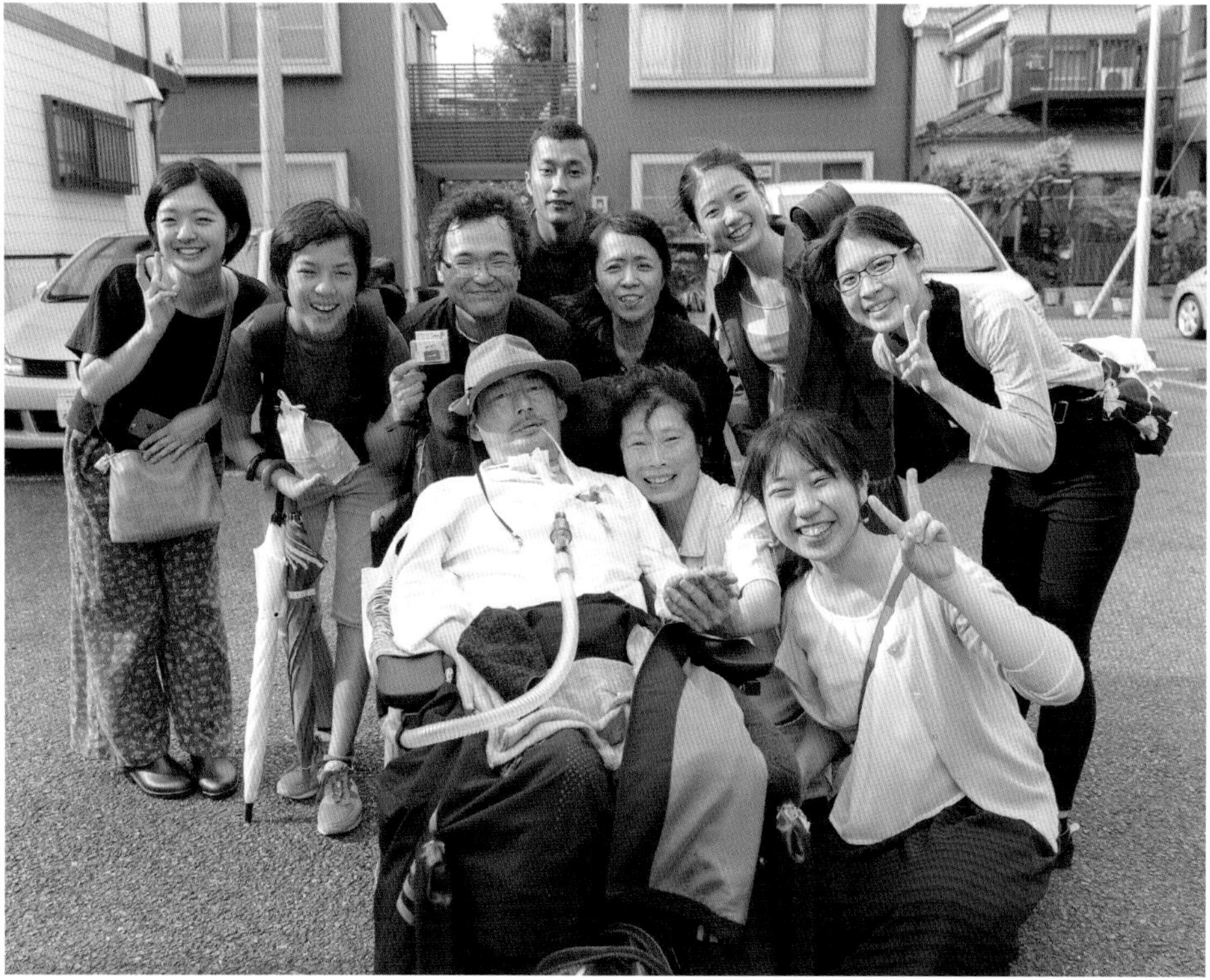

治ったらやりたいこと
嫁とドライブかなぁ。

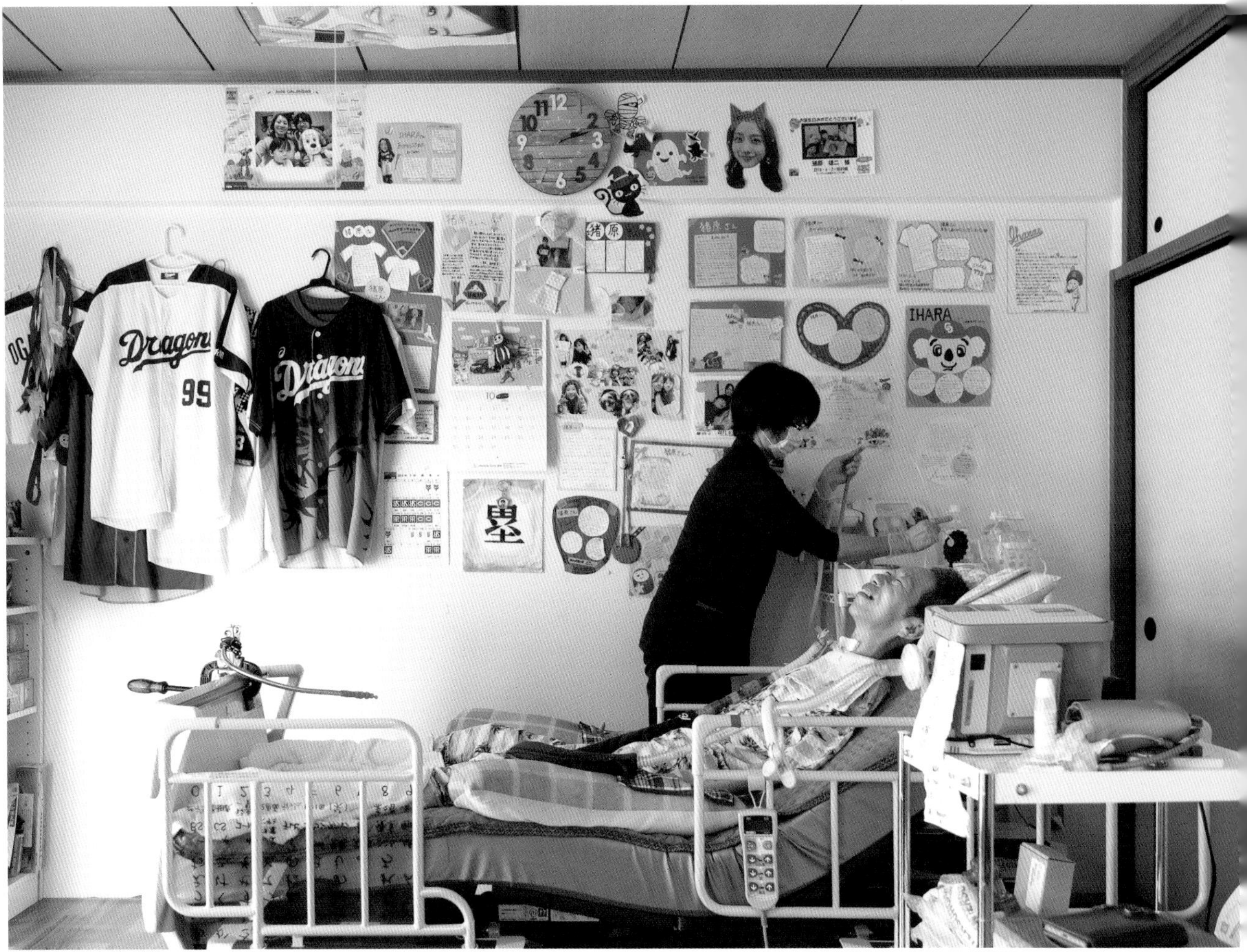
Dragons
99
Dragons
猪原
IHARA

みんなに知って欲しい
こんな苦しみは俺ひとりで十分だと
彼も思っていたはず
もう、終わりにしよう
俺で最後にしよう
どんな苦しみでも耐えるから
頼むから、俺で終わりにしてくれ。

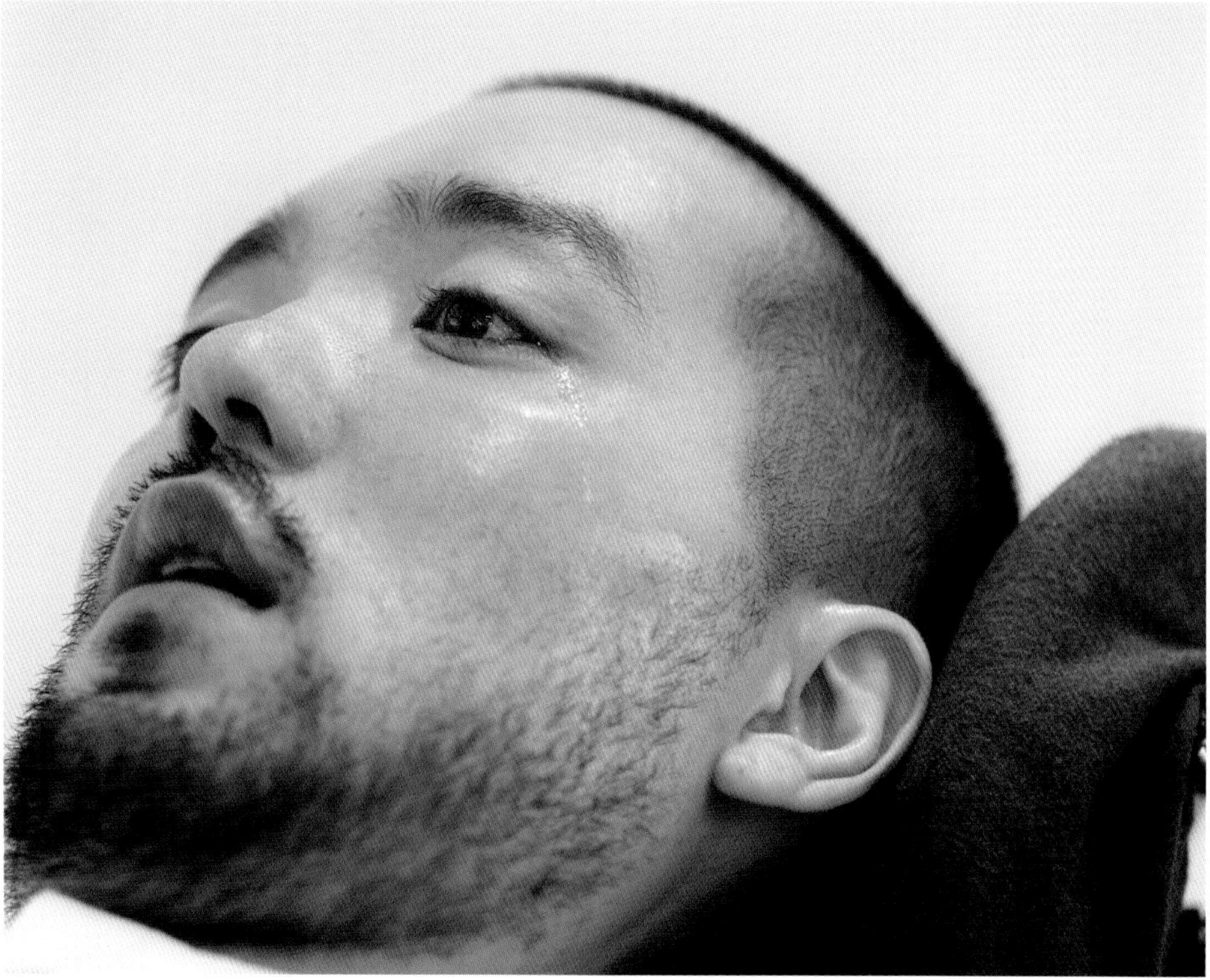

なぜ　こんな病気があるのだろう
なぜ　自分がこんな病気なのだろう

あぁ、そうか　病気になったら負けなんだ

何をするにも他人が支配する世界
尊厳もプライバシーも羞恥心もなくなる
怒鳴りたくとも　殴りたくとも
文字通り手も足も出ない

誰も本音なんて知らない
動かない口をパクパクさせて
文字盤を目で追って
どこがかゆいだの
腕を動かせだの
普通なら相手に話すことがないような言葉で
日常は埋め尽くされる

毎日毎日　同じことを言っている
たぶん一年先も二年先も同じことを言っている。

身体さえ動けば
腕一本でも動けば
こんなもどかしい思いをしなくてもいいのに

気難しいとか
こだわりがあるとか
そんな言葉で片付けて欲しくない苦しみがある
なった人にしかわからない苦しみ

無秩序に弱る体に
押し潰されそうになりながらも
必死にバランスをとろうとする
何気ない要求でも
本人にとっては悲痛な叫びだ

動かない身体を
目一杯恨んだ

手足を動かすことも
食べることも
出来ない

話すことも
呼吸することすら
できない

できない　できない　できないばっかり
そしてできないは増え続ける

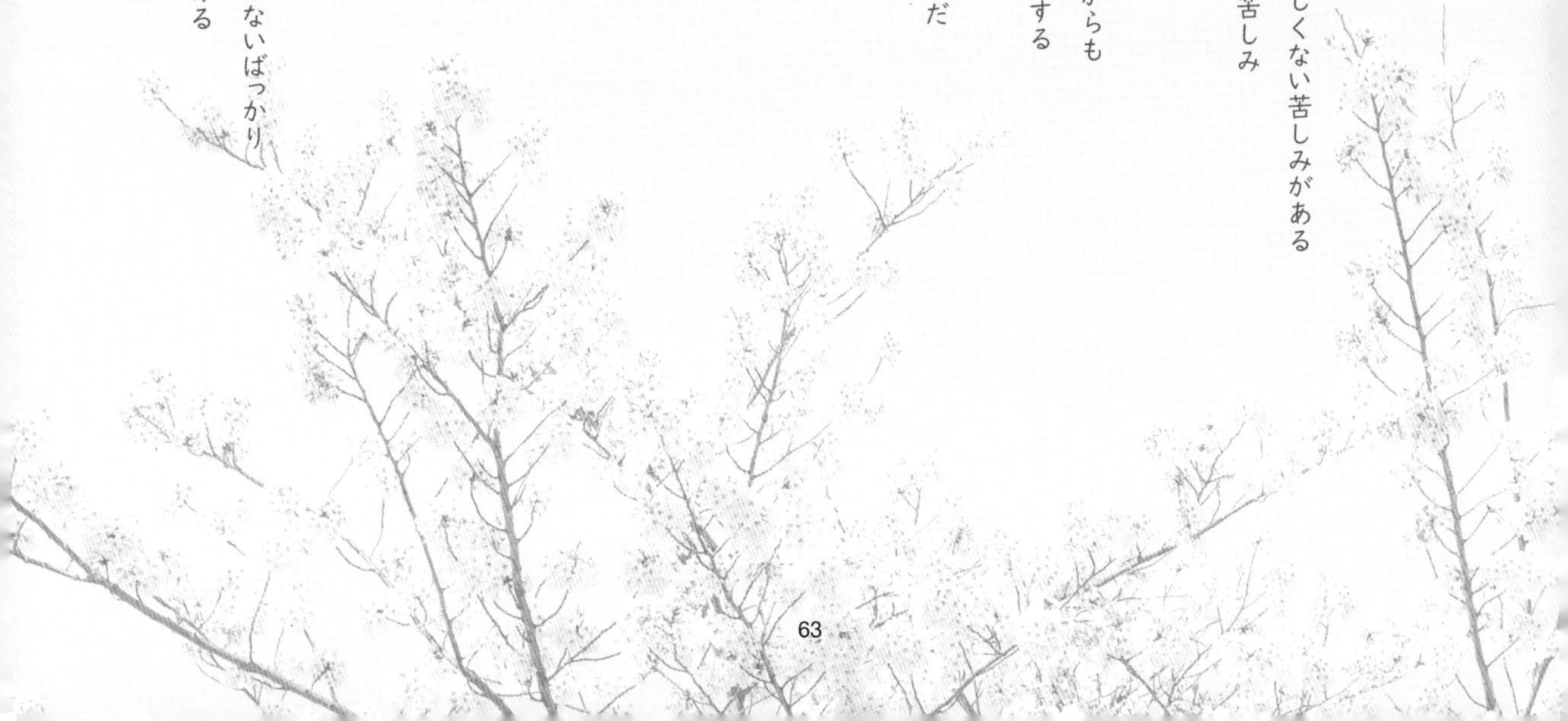

それでもあの日、自分には死という選択はなかった
子供達の為にも生きていたかった
この病気が治る未来があるなら見てみたかった

人は死ぬために生まれてきたんじゃない
生きるために生まれてきたんだ

生きることが許されるなら
生きなければならない
生きたくてもいきられなかった人の分まで

苦しい
行き場のない痰が胸の中でうごめき
か細い息の根を止めようとする
苦しい
重力はどんどん強くなって
体をベッドに押しつけ続ける
死に行く体を生かすとはそういうことだ
苦しくなっていくだけ
楽になることはない

意識するより遅く
慣れるより速く
病気は進行していく

何回なけなしの勇気をそがれただろう
せめて進行が止まってくれれば
今よりもっと前向きに生きられるのに

病を押して自分の人生を全うする人は尊い
そのサポートをする人たちはもっと尊い

どんなに強がったところで
寄り添い受け入れてくれる人がいないと
生活は立ち行かない
生かされているという現実がそこにある

仕事と割り切らない人たちの好意を受けて
俺はまた一歩前に踏み出す
内に向く臆病な心が　外へと向けられていく
大丈夫だ　きっと生きていける

時が早く経てばいい
1秒が1日くらい早く
いつかこの病気が終わる日が来るなら
そのときまで早く
気づけばあっという間だったよと
笑って話せるように

飯島伸博

この文章は、わずかに動く左足の親指と視線入力装置を使って書かれています。
読むのは数分ですが、完成までに約30時間かかって綴られました。

本当は、走りたい。

走りたいし、買い物にも行きたい。

ひとりで買い物に行って

誰にも束縛されないで

みんなにプレゼントを買いたいの。

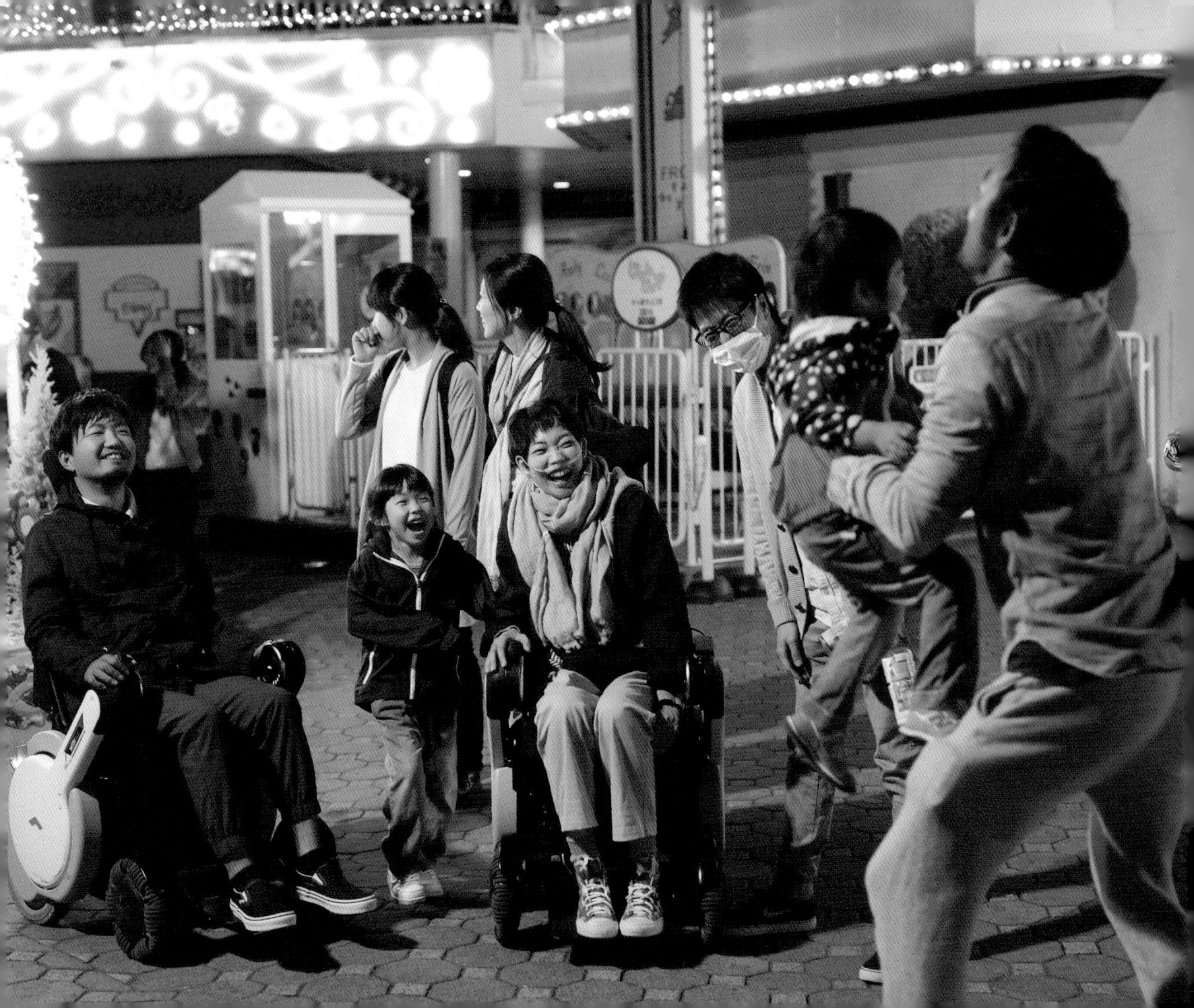

一番嬉しいのは
私に会って
もう少し生きようと思ったと
言ってもらえること
出逢ってしまったから
仲間だから
生きて欲しいと願う。

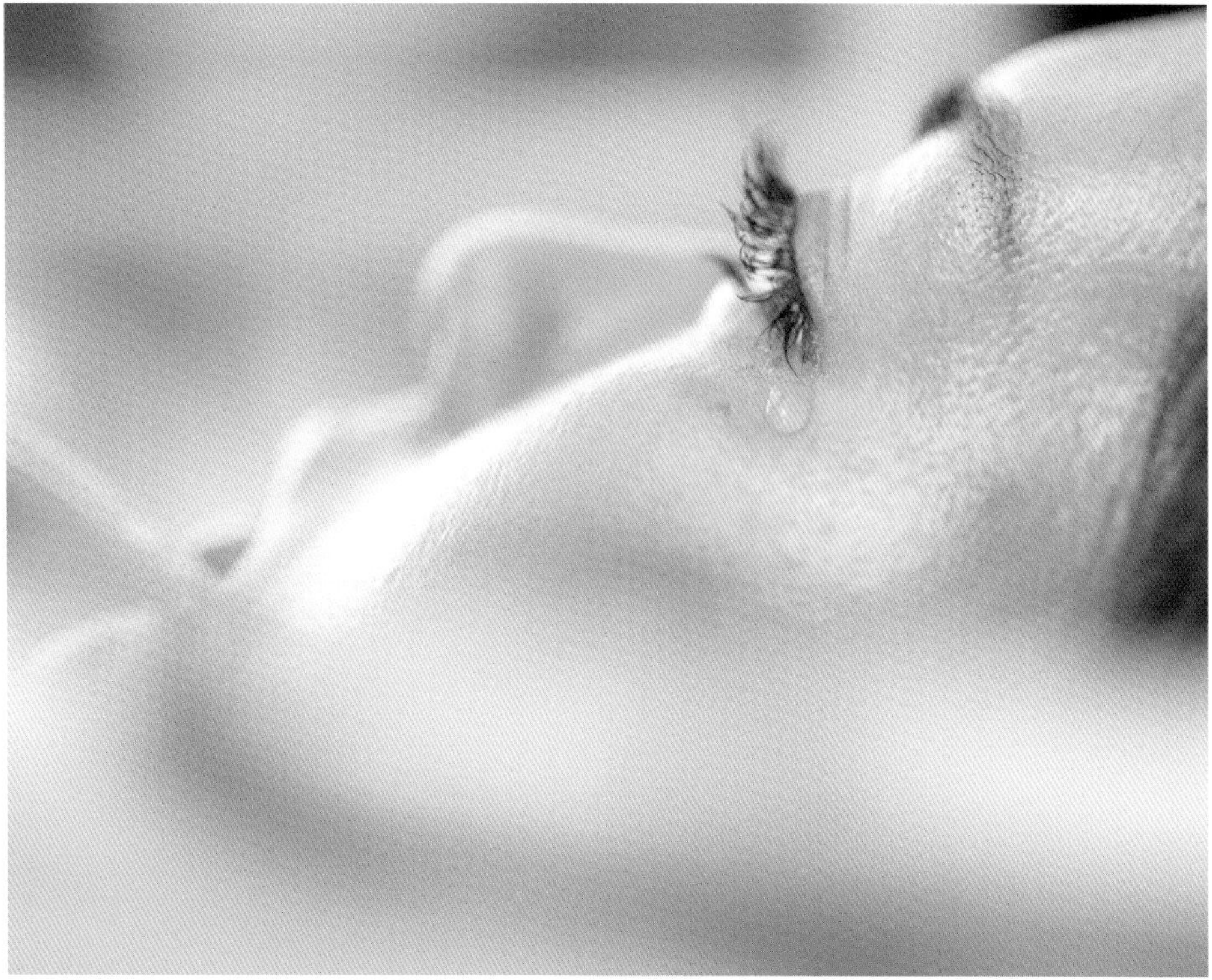

マイナスを回避するのではなく
プラスを追求し続ける
そんな人生にしたい。

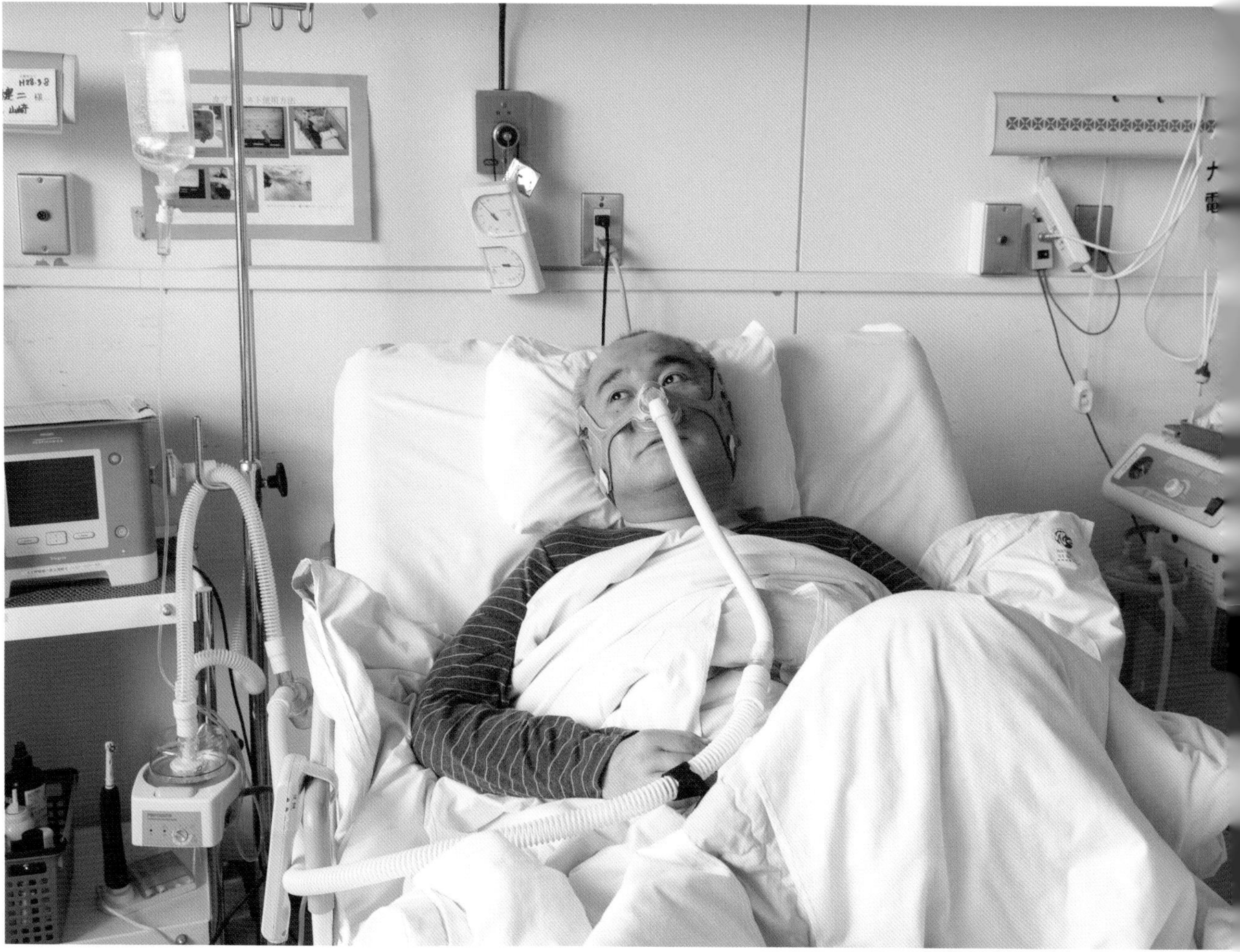

症状が進むにつれて介護の負担が増え
家族の中で衝突が起こるようになって行きました。
生きることを望まれているはずなのに
お荷物になっていくのを感じました。

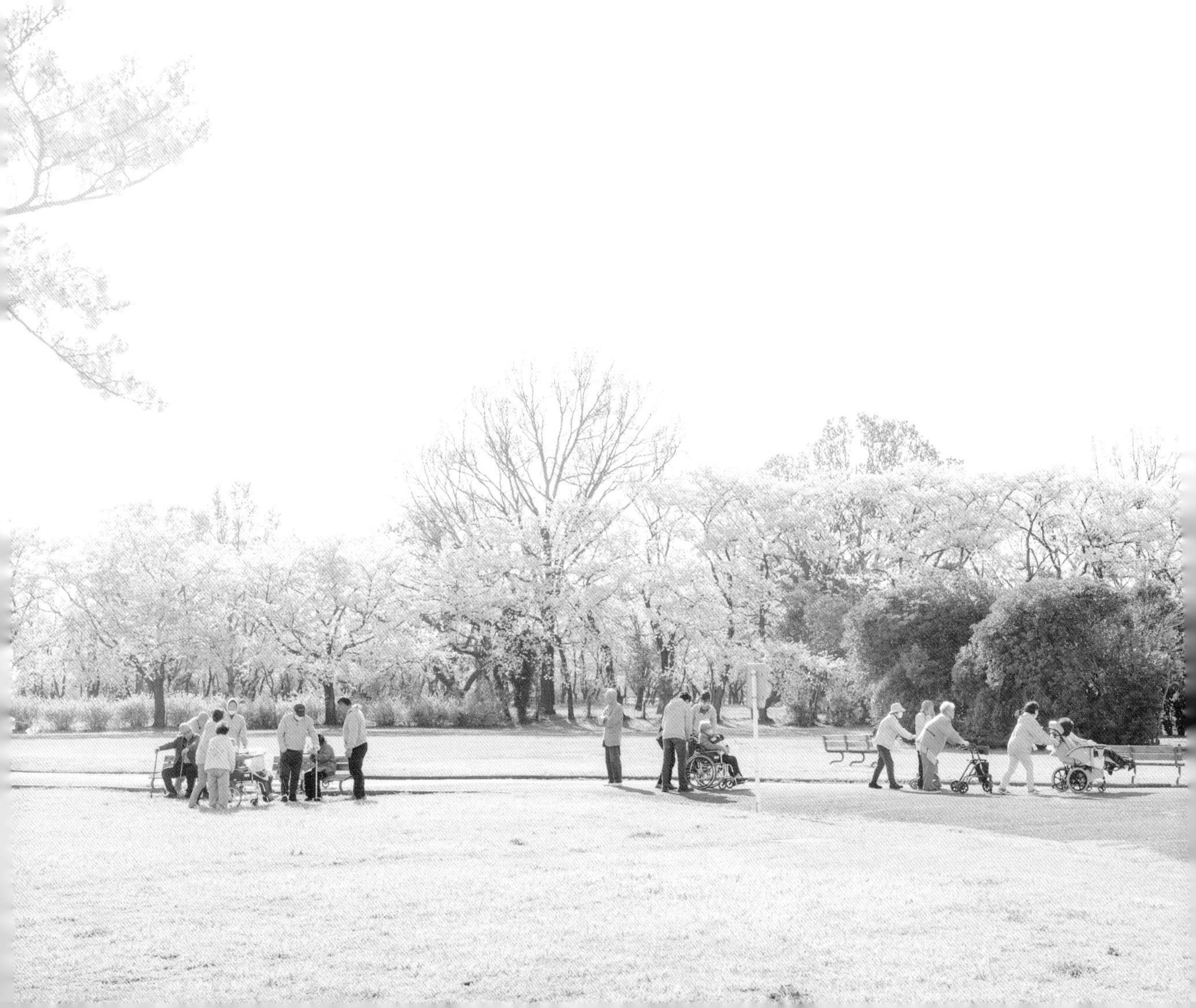

子供に伝えたいことは
スマホに書きためています。
一言では言えない。
でもやっぱり一番は
「病気になってごめんな」
っていう思いです。

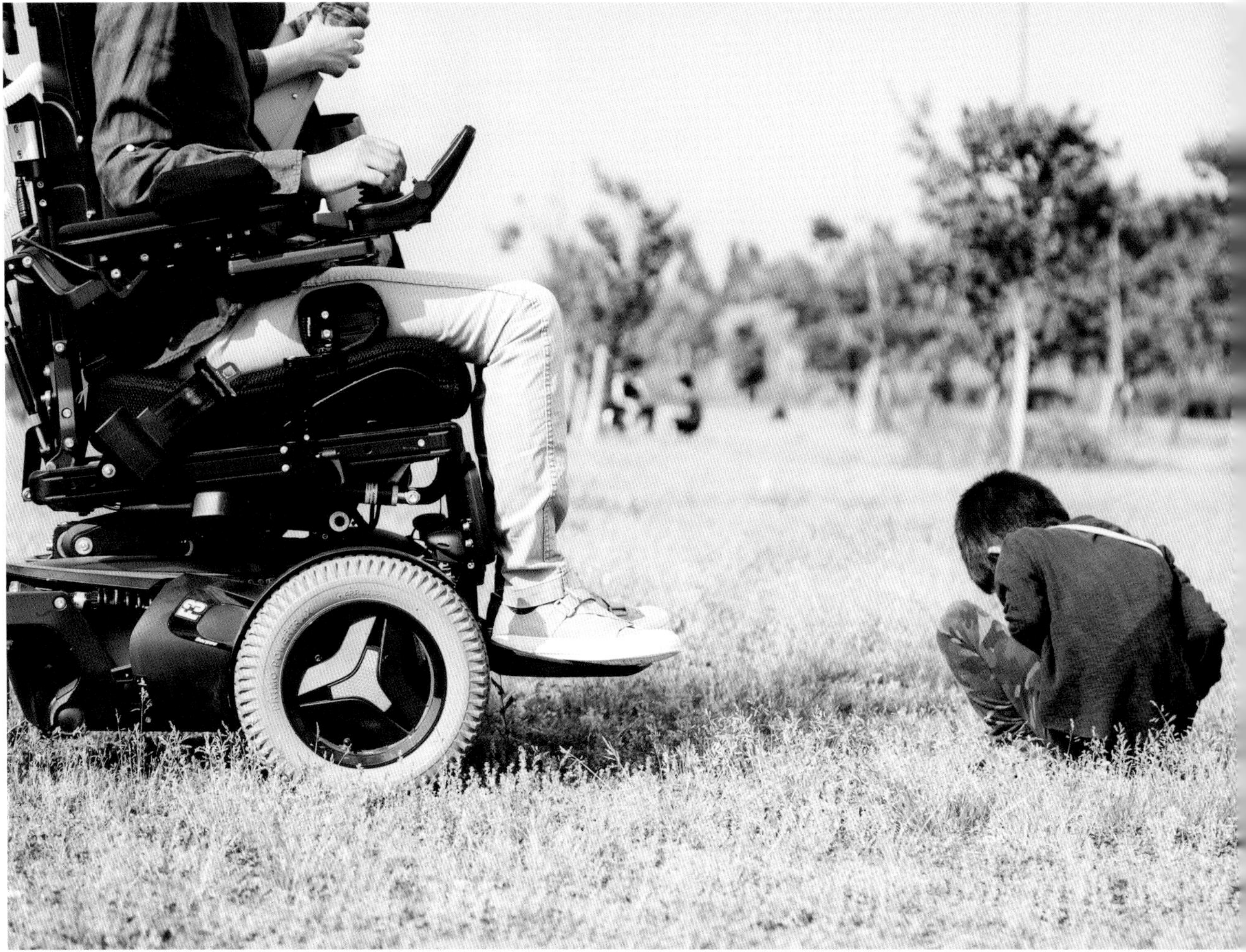

気管切開をしたら
友達が誰もたずねてこなくなった
何でだろうね。

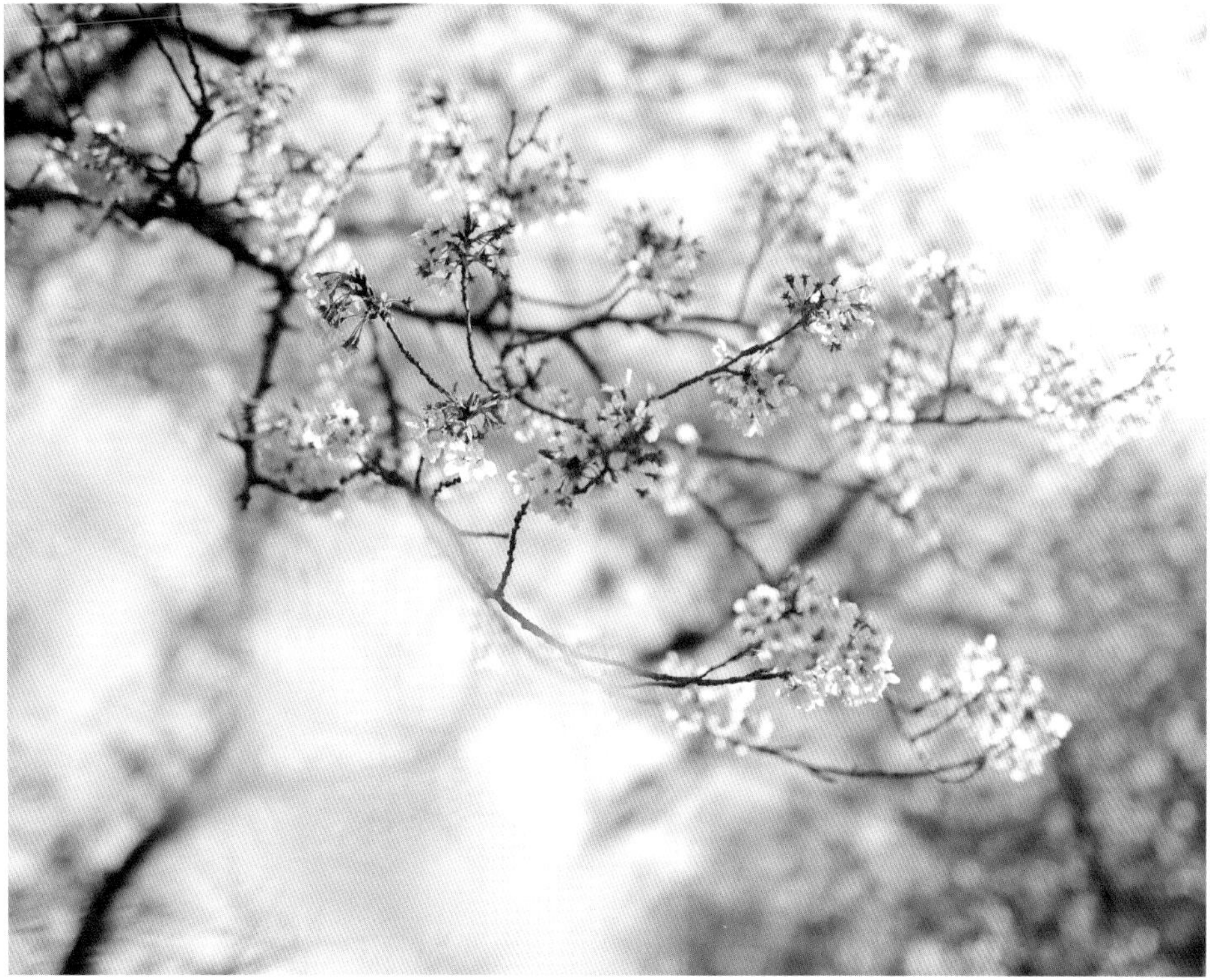

においのしない鼻に
ふと微かに香りがただようことがある。

おにぎりの海苔の香り
ピザのサラミの香り
醤油をつけたマグロの刺身…

かけがえのない愛おしい記憶
五感が普通に調和した世界
そのまましまっておこう
また出会えることを願って

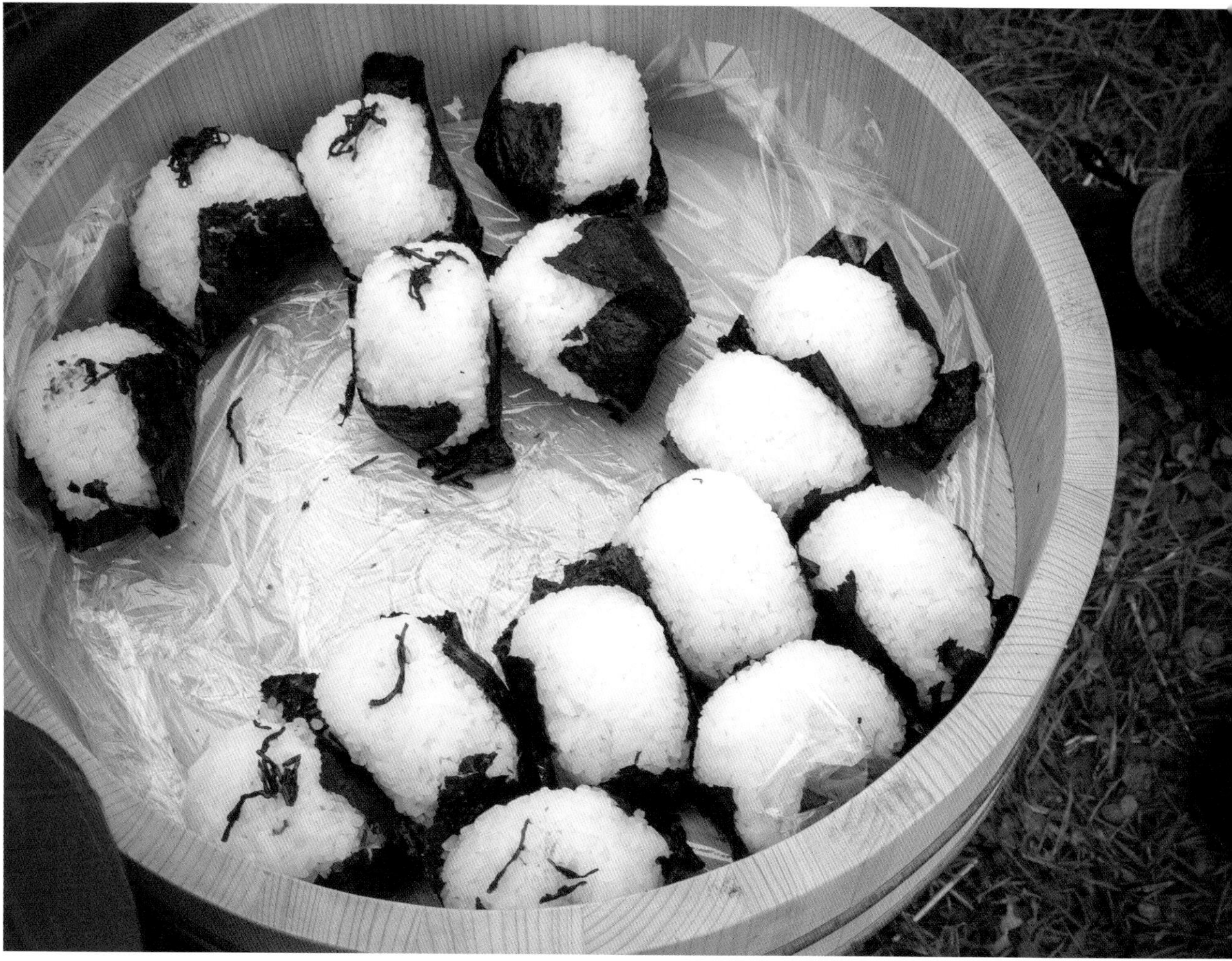

生きるという言葉が
すごく重い。
元気なときよりも
すごく大きな意味を感じる。

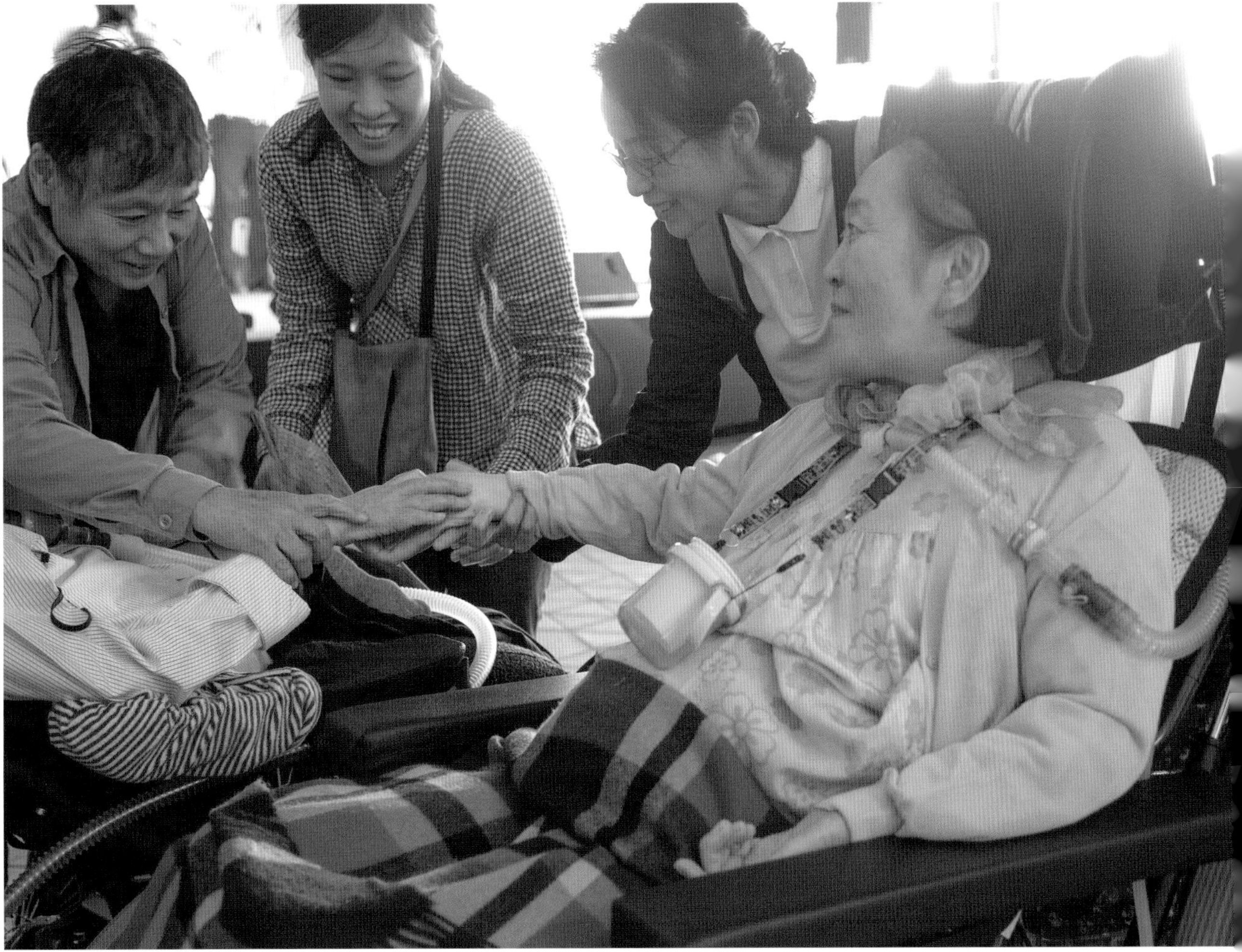

子供たちには
今は自分の気持ちを
妻が代弁してくれていますが
やっぱり直接会話したいし
同じ風景を見たり
一緒に体を動かしたいですね。
一番の願いかもしれません。

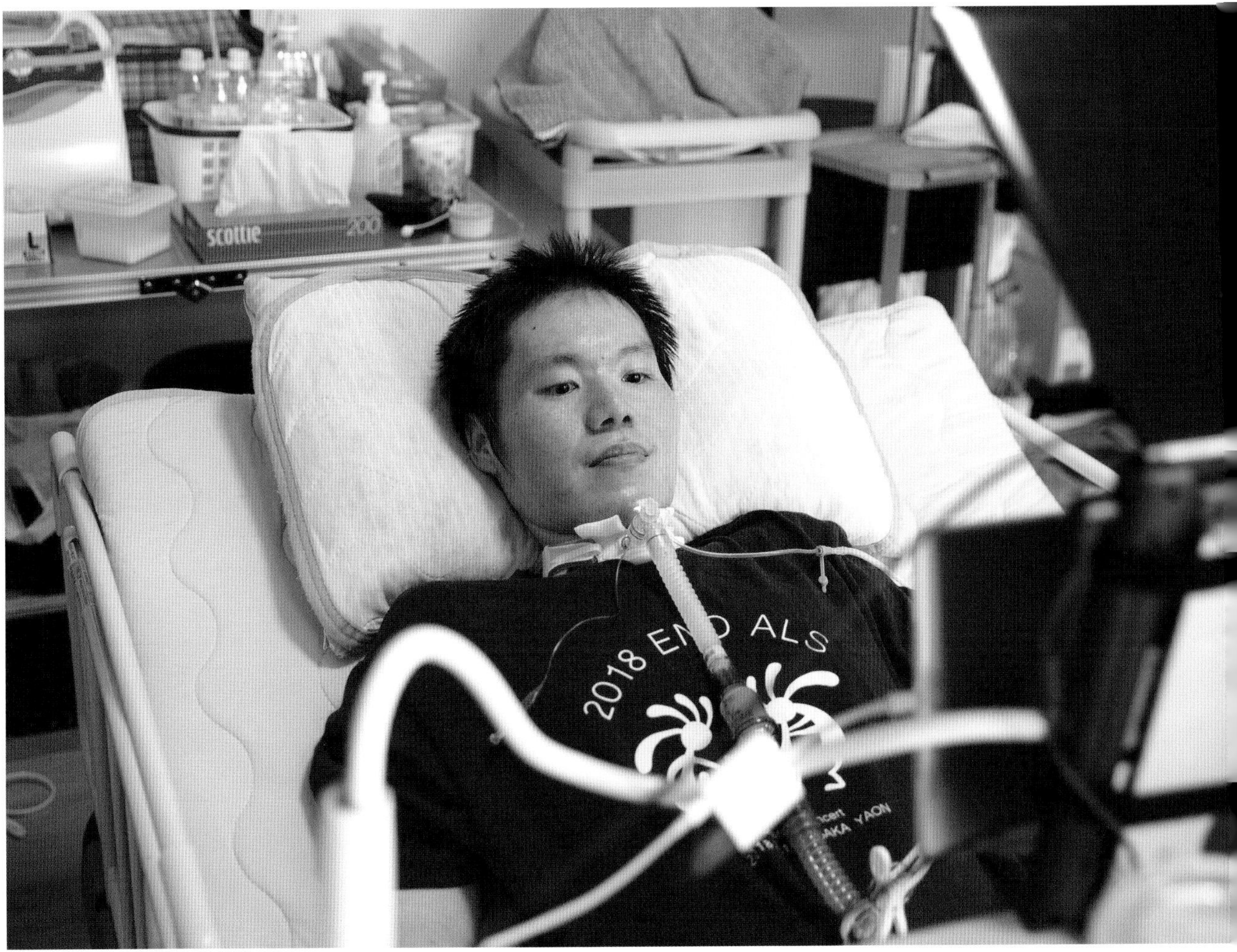
scottie
200
2018
ALS

ＡＬＳ患者の気持ちを知りたい人は
口文字か透明文字盤を試してください。
初心者のスピードで、大体10秒で１文字
５分ともたないはずです。
「わたしは　おんだ　さとし　です」
12文字なので１２０秒
つまり、名前を伝えるだけで２分かかります。
これが、私のいる世界です。

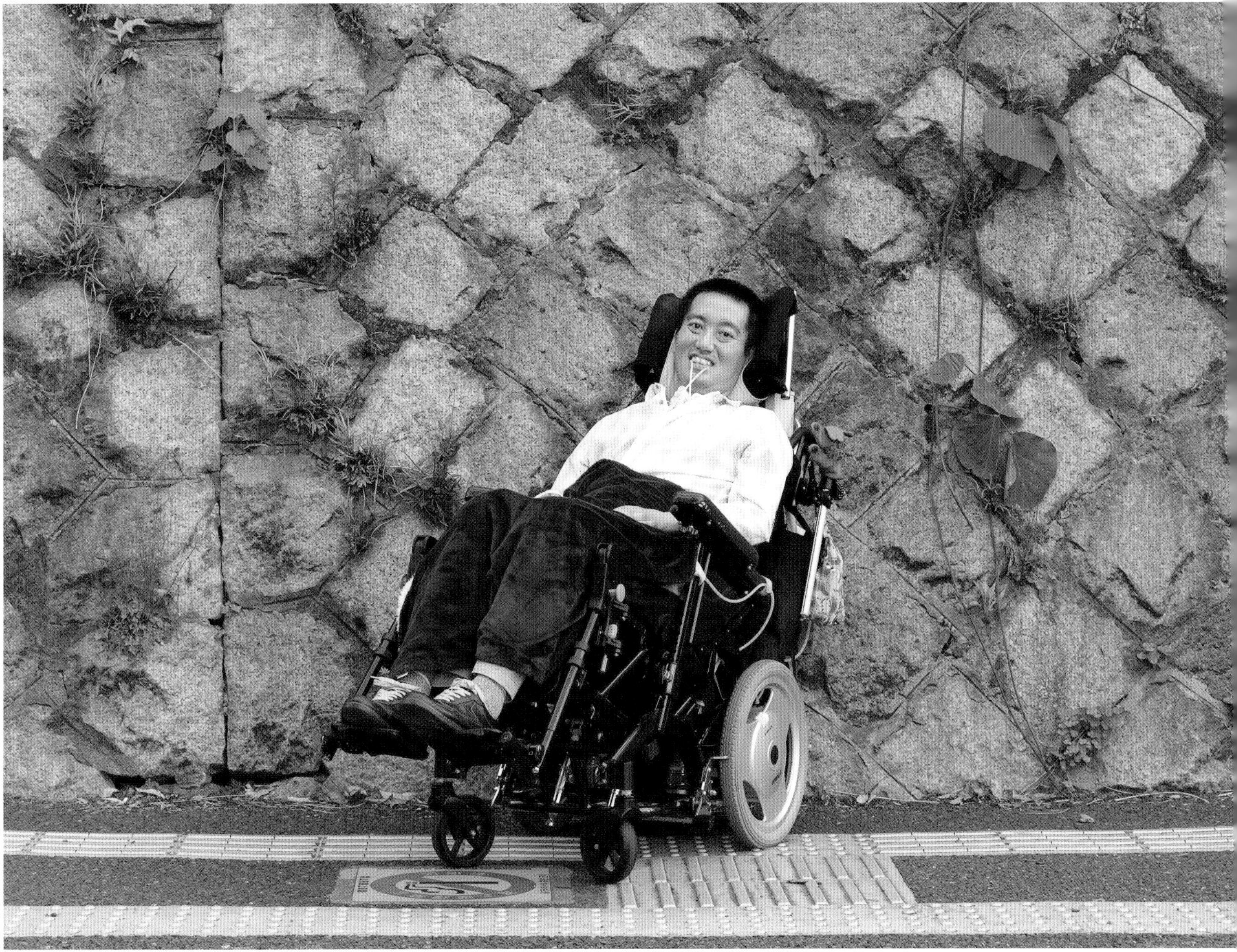

妻はすごく優秀です。

ただ

仕事もできて

介護もやって

子育てもして

家事もするというのは

やっぱりそんなことは無理なんですよ。

奥さんが倒れるまでがんばるのが美徳というのは

無理。

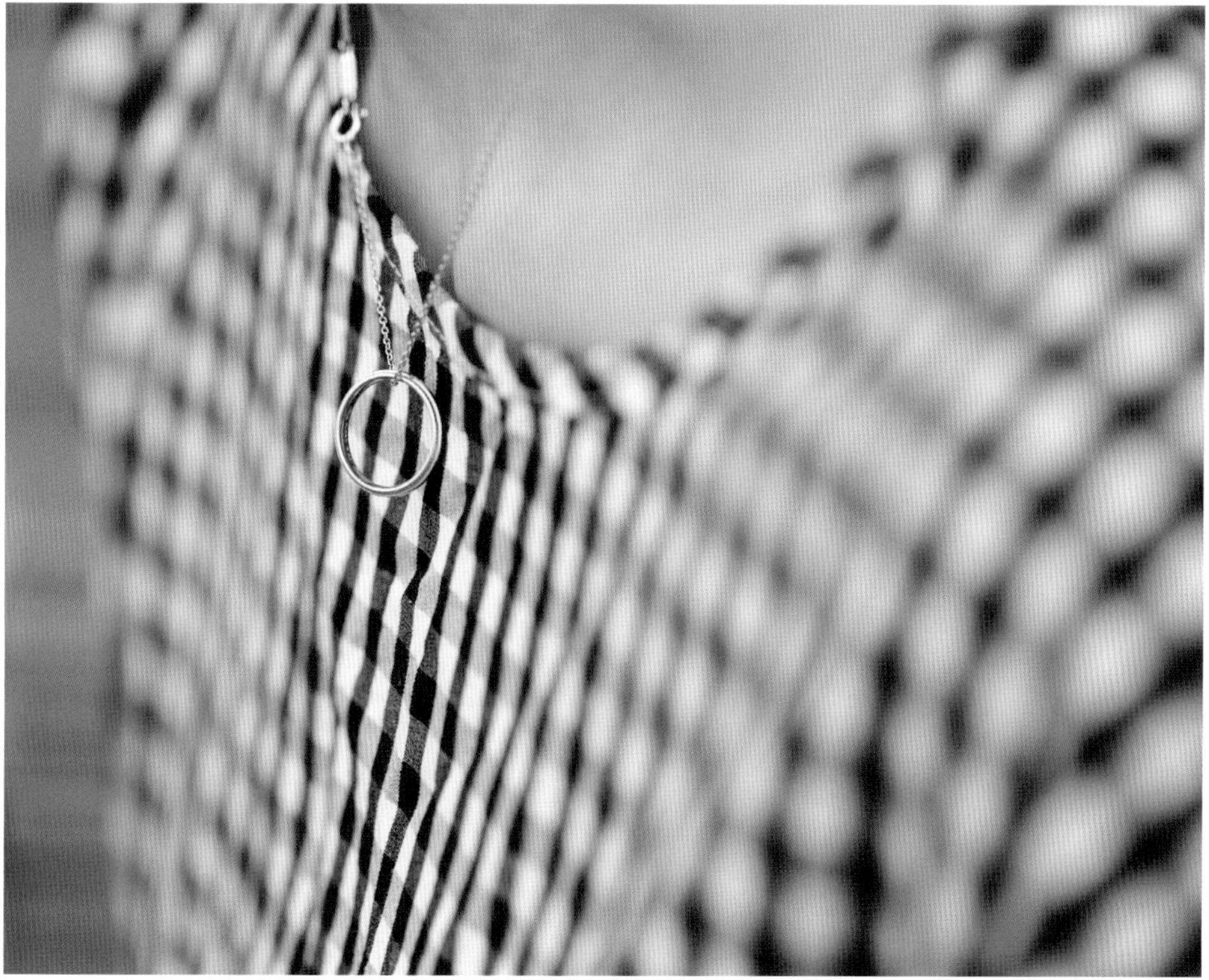

わーっ！て、叫びたい。
考え事するときもベッドの中。
そうじゃなくて、
いろんなものを見て、いろんなものを感じて…
じゃないと何も出てこない。
前はたくさん言葉が出てきたのに、
今は「ありがとう」とか「ごめんね」とか
普通の言葉しか出てこないことに
むずむずしている。

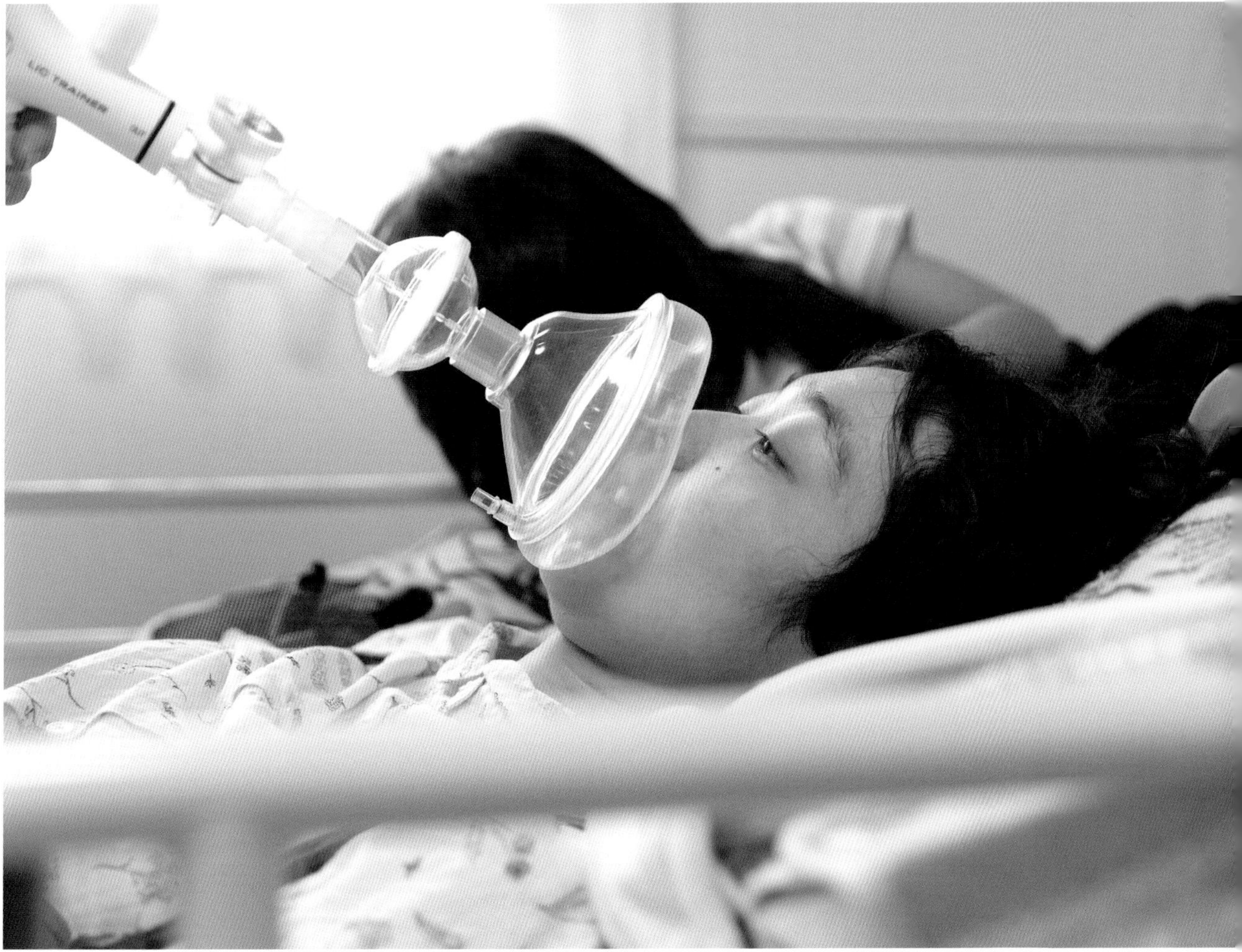

当たり前のことだけど、
ＡＬＳになって
本当に意識が変わったのは
時間のとらえ方。

前は
幸せな時間が永遠に続くと思っていました。

当たり前のことだけど
有限だということを突きつけてくれたのがＡＬＳです。

一瞬一瞬に対する重みが変わりました。
無駄にはできない。

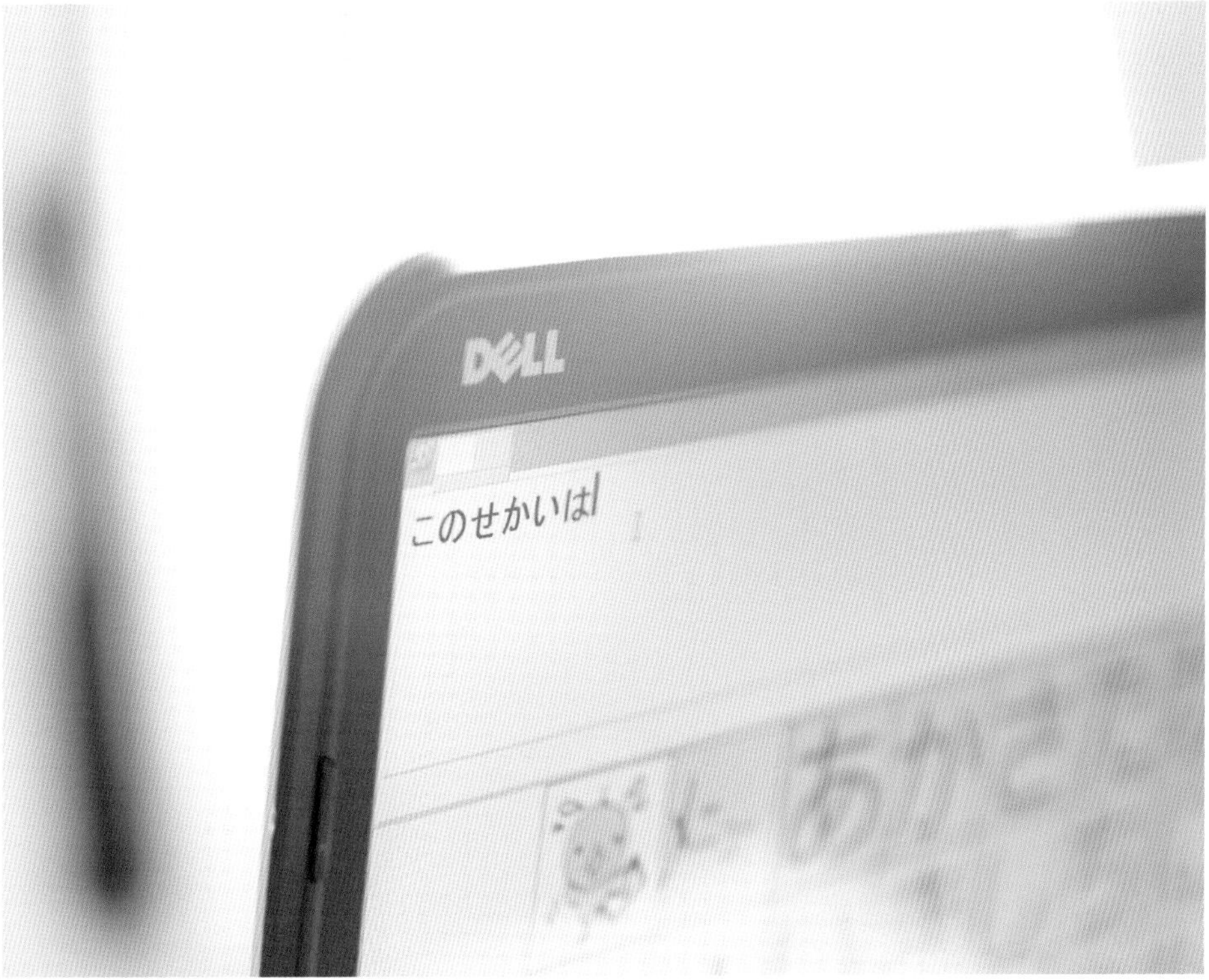
DELL
このせかいは

僕にとってこの病気は
魂の修行の一環　今生のラスボス
課題を与えられるので、それに向き合うだけです。
いずれ人は死ぬので
ＡＬＳだからと言って
生きることを簡単に放棄する必要はないと思っています。
かっこ悪いよね。命を放棄すること。

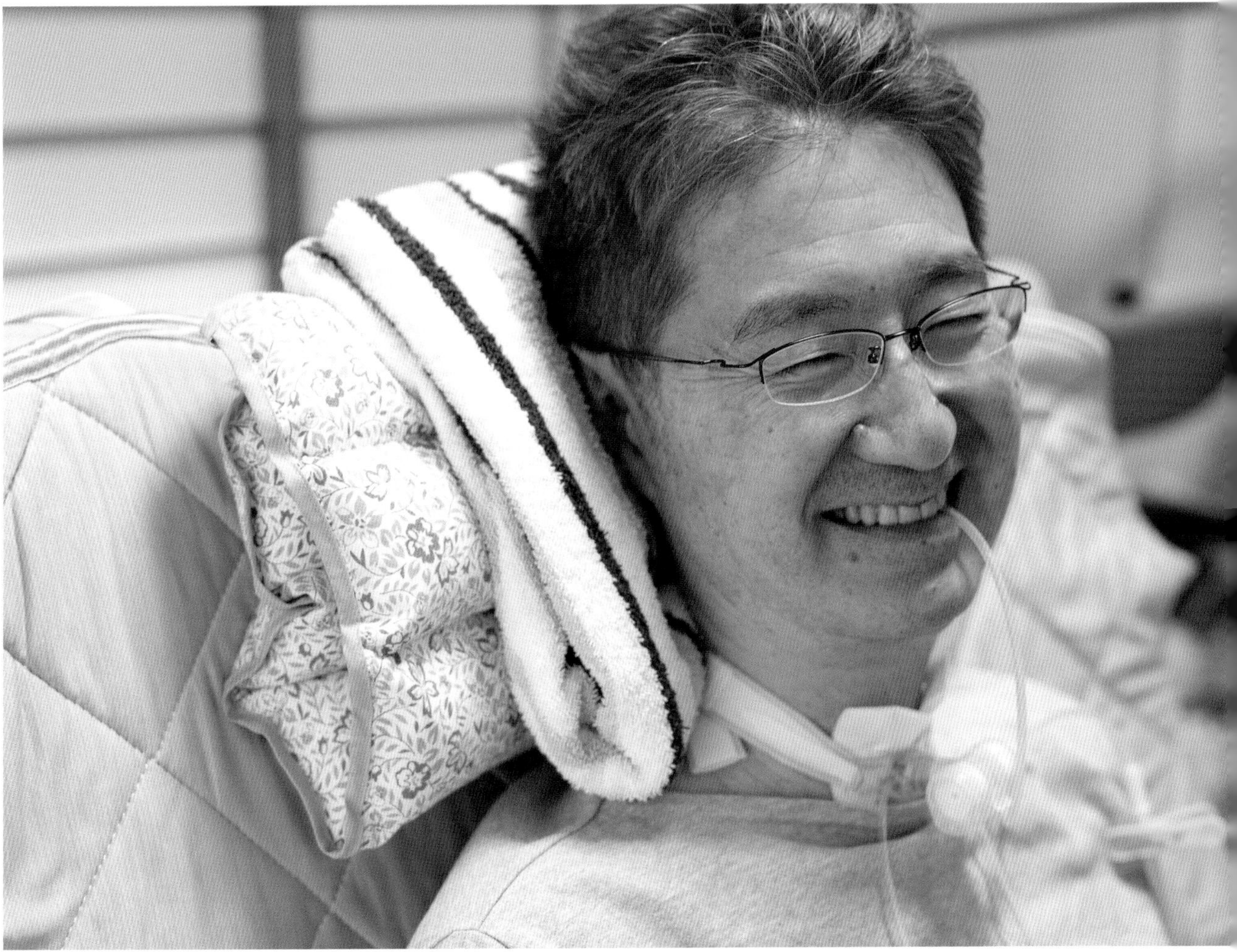

介護してくれる両親は
たぶん
自分が病気になるより
つらいんじゃないかなと思う。

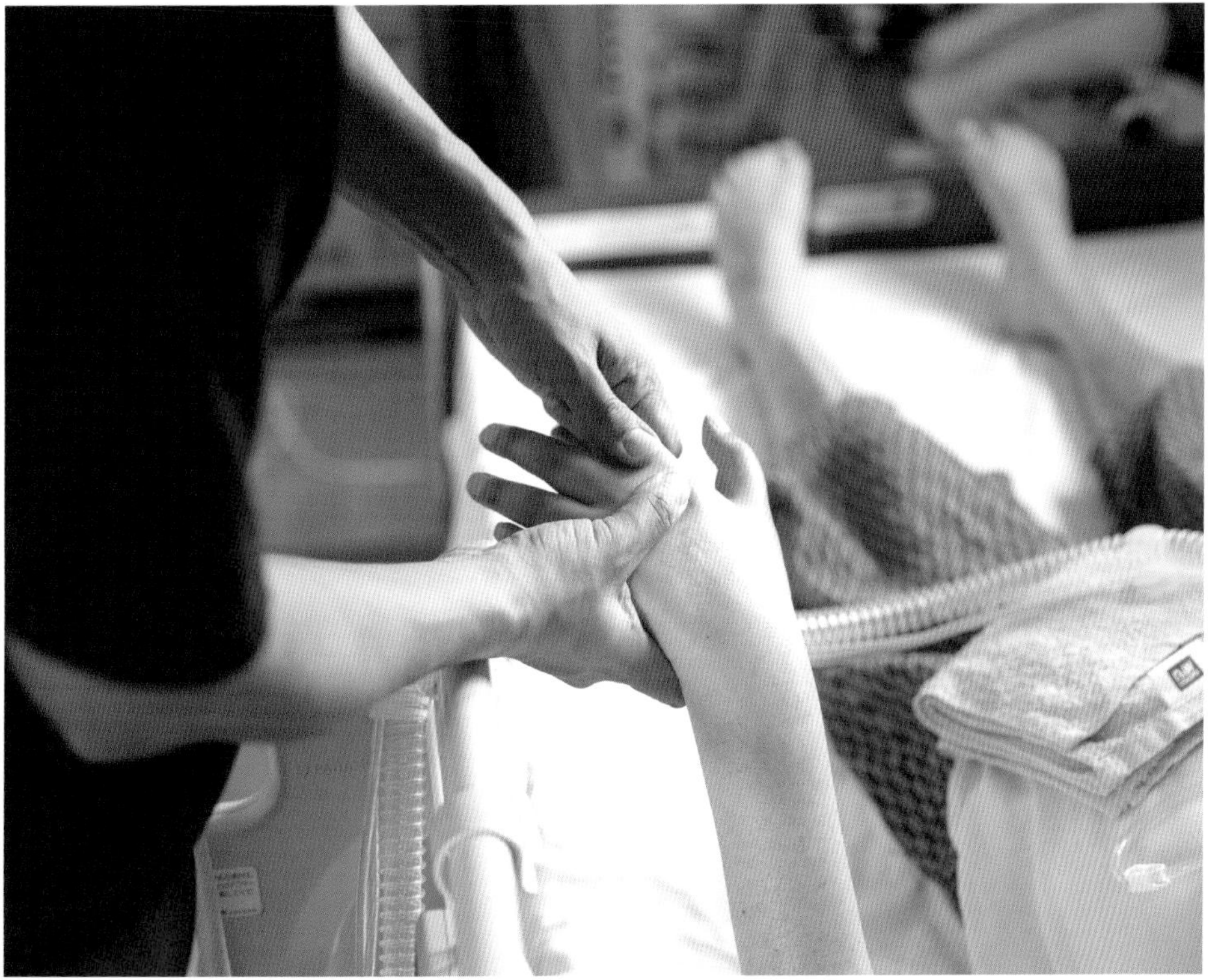

困っている人がいたら、助けたい。

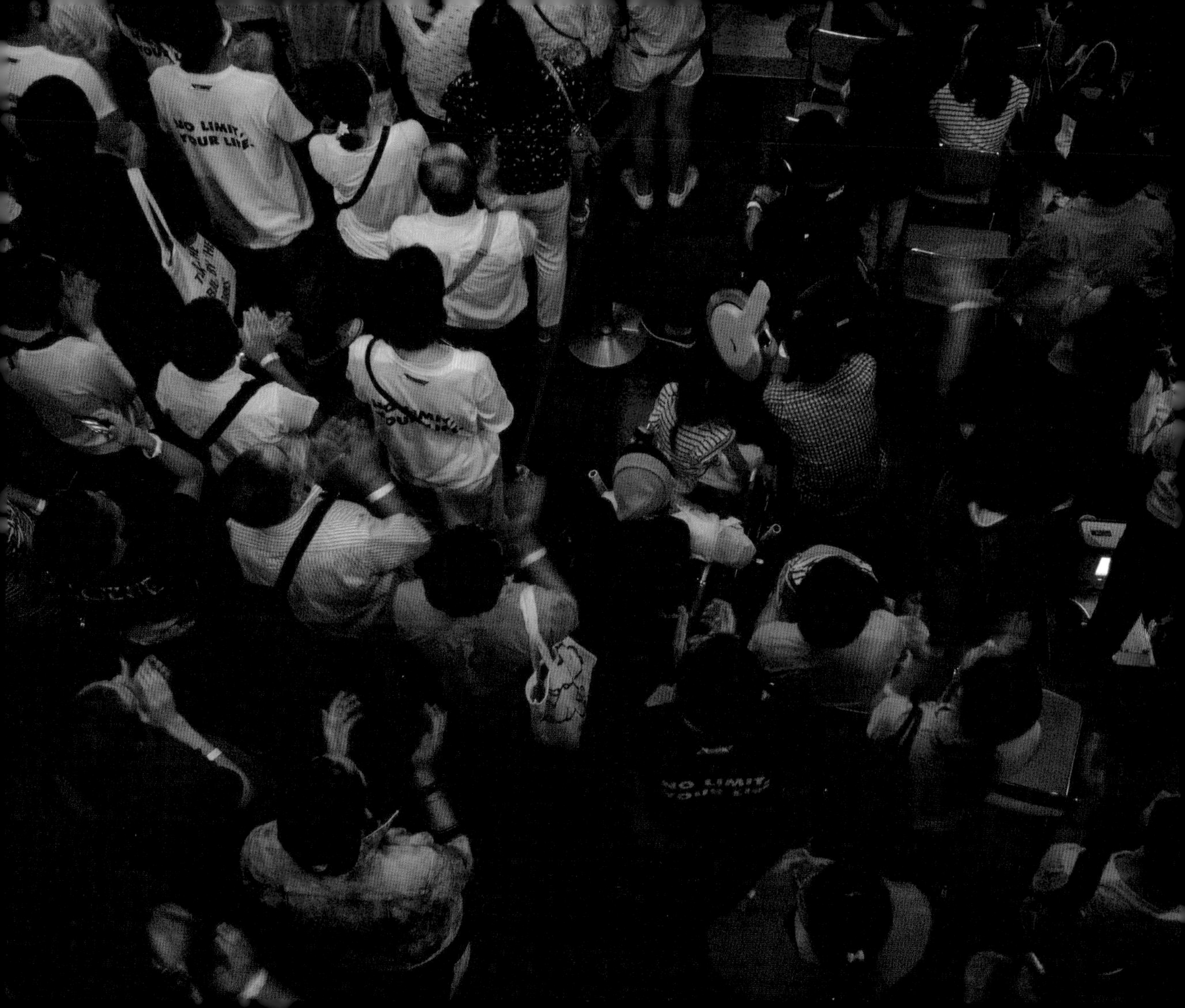
NO LIMIT, YOUR LIFE.

モテます
っていうのは冗談だけど
健常者と等しく、人を好きになりますし
恋にも落ちます。

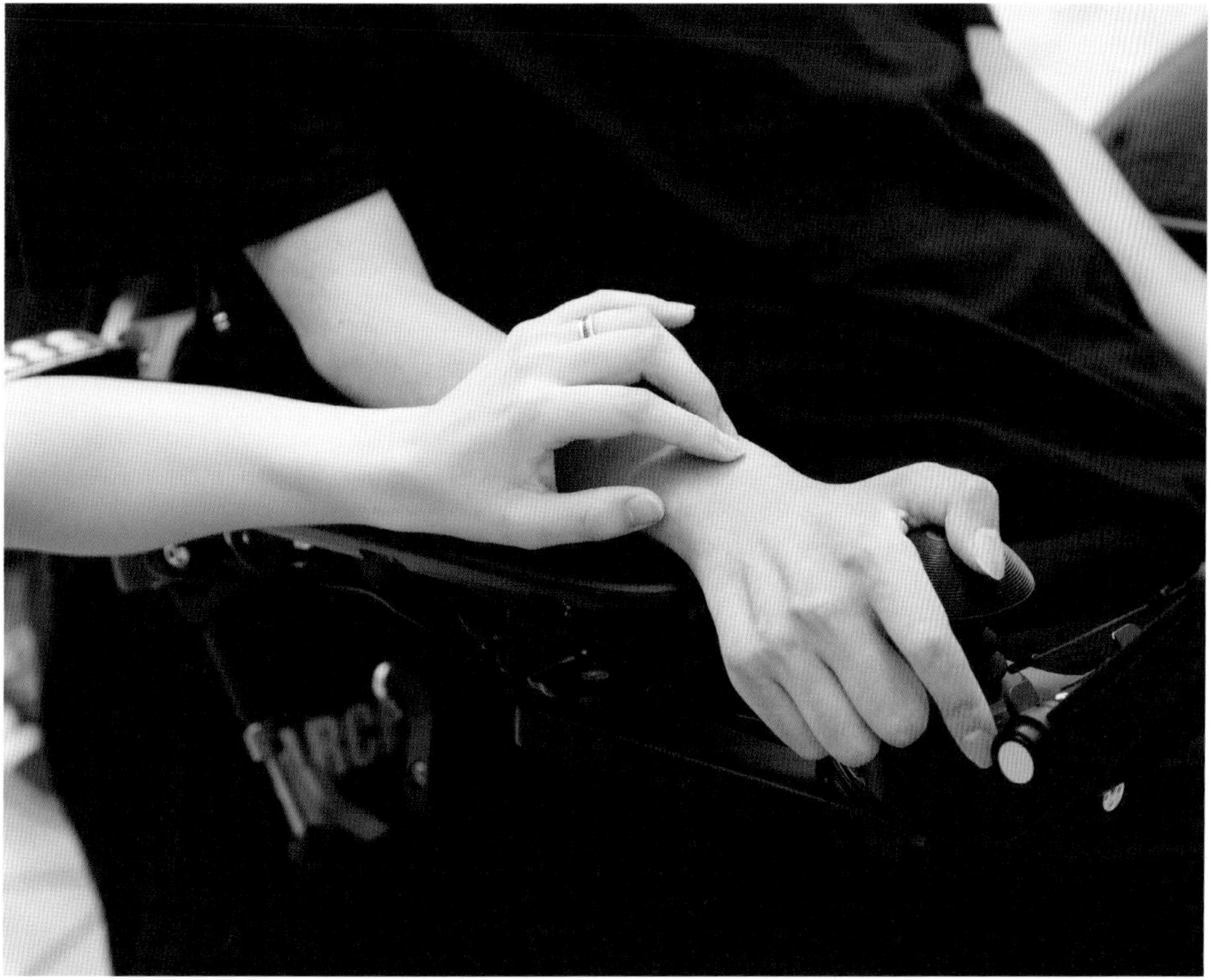

気管切開をすると
ニオイは分からないですね。
たまにふわっと来るときはあります。
でも、強烈かどうかは関係ないみたい。
君のおならもにおわない。

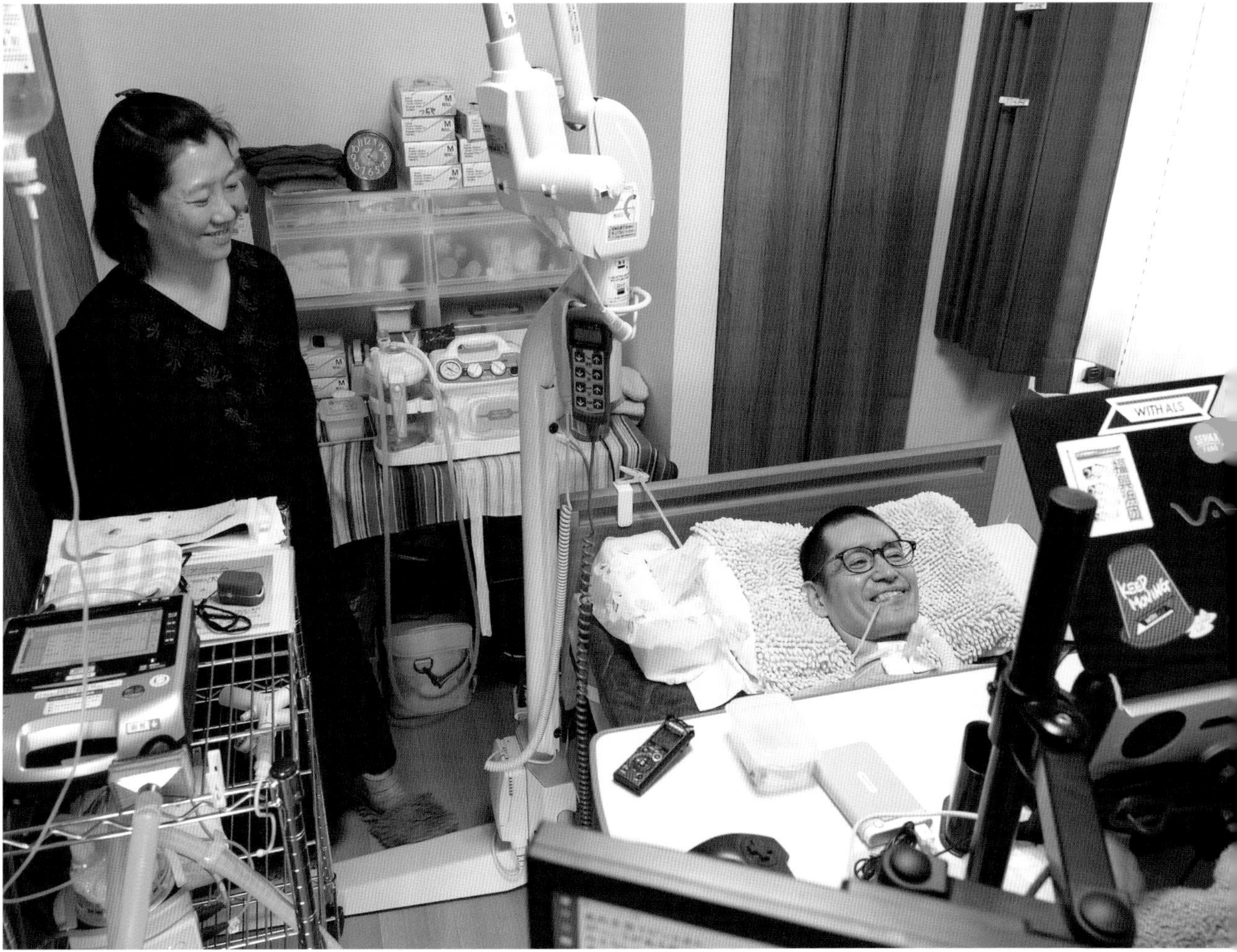
WITH ALS
KEEP MOVING

元気なときは

幸せとは

いろんなものを手に入れたり、

とにかく自分にいろんなものを

身につけていくことだと思っていた。

でも今

私みたいな状態になると

ひとつ　ひとつ

なくなっていく。

でも、幸せと感じることがあるってことは

それでも

なくならないものがあるんだよ。

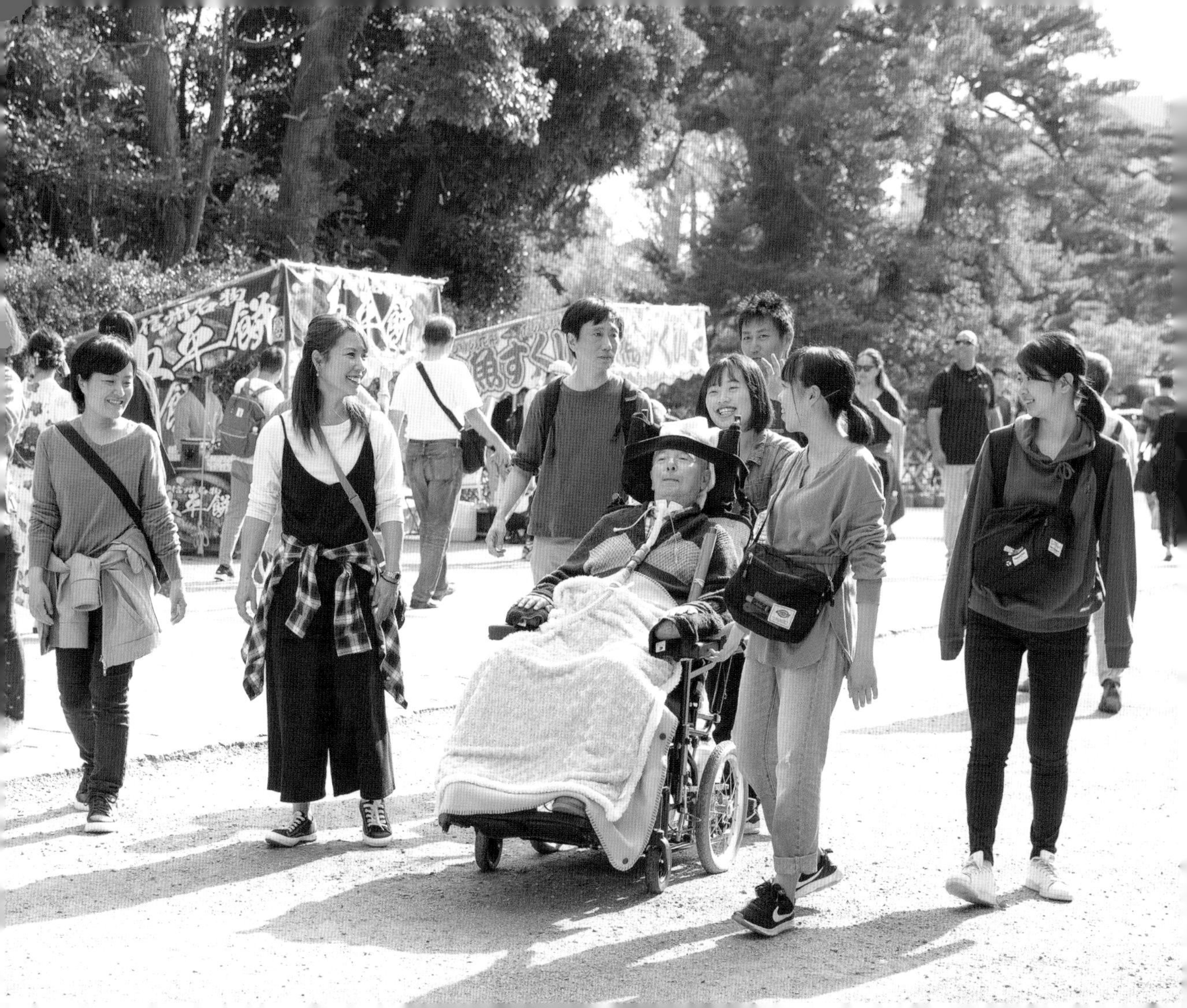
信州名物
五平餅

ヘルパーは俺の恩人です。
あのときも
今も
生きることをあきらめなくて
良かったなと思う。

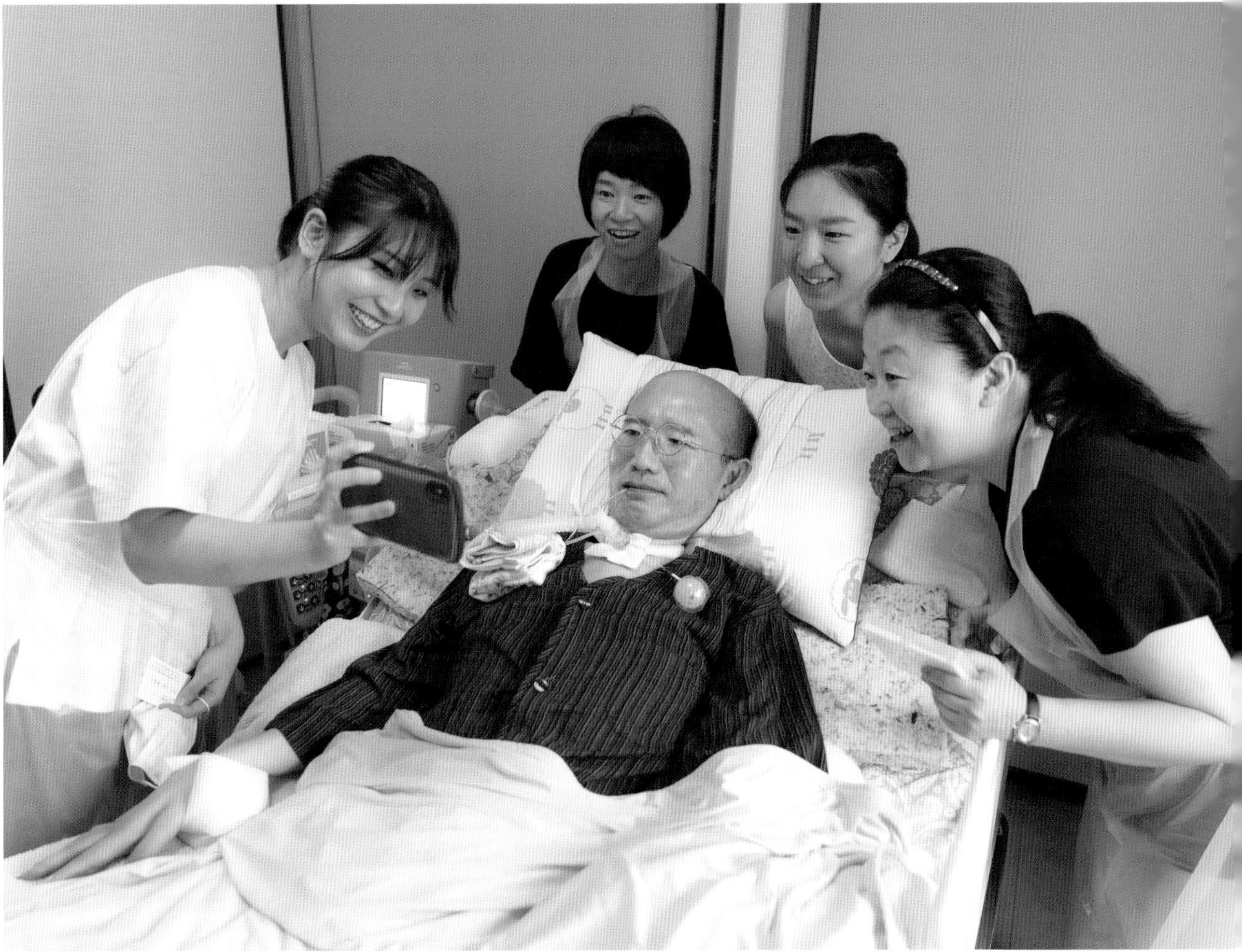

ずっと人に見られているのがつらい

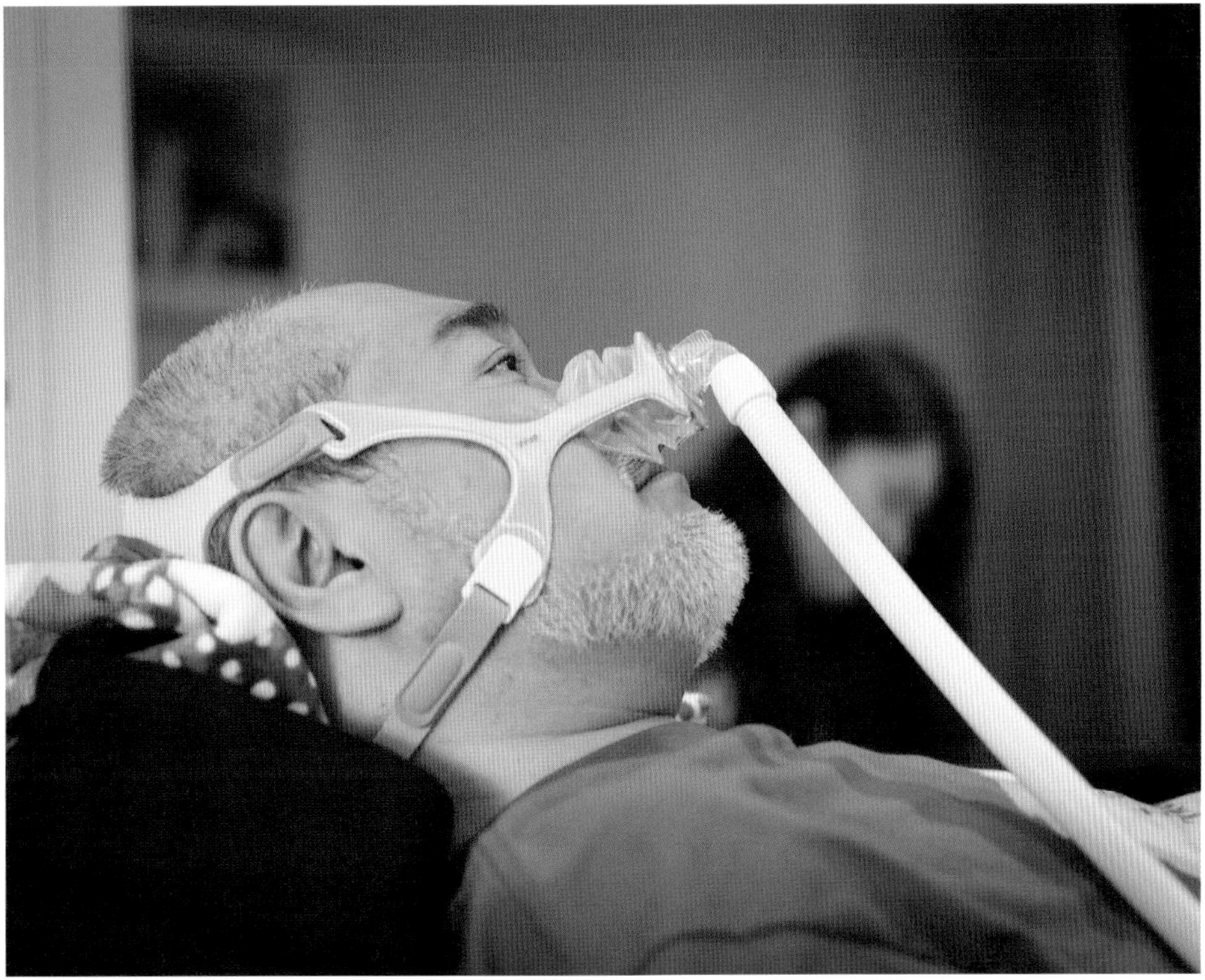

不思議なもので
会いにきてくれるのは
特別親しかった人ではない
不思議ではあるけれど
何となく分かる気がする

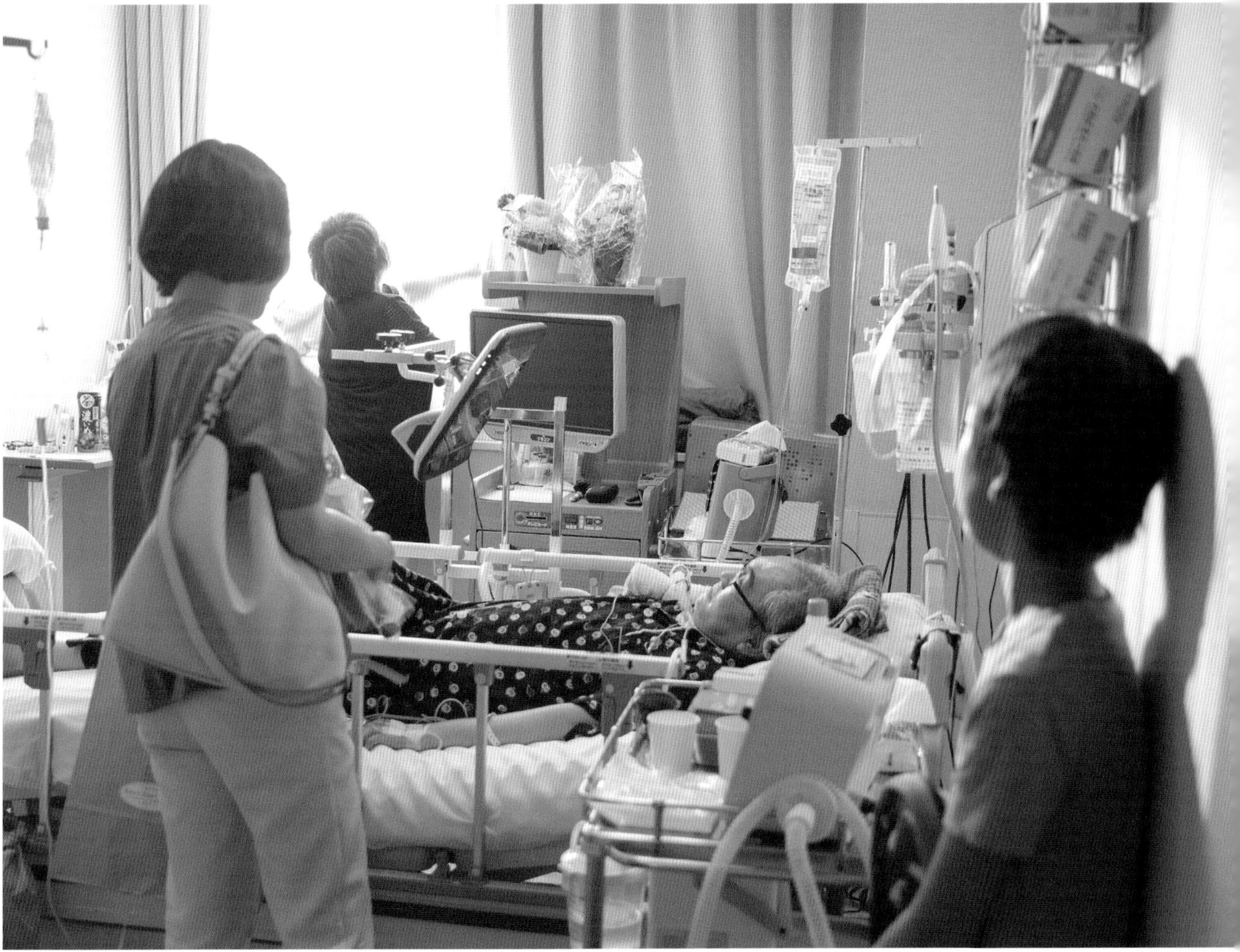

一番伝えたいのは
ＡＬＳになったからって
人生は終わりじゃないってこと
まだまだやれることが
たくさんあるってこと

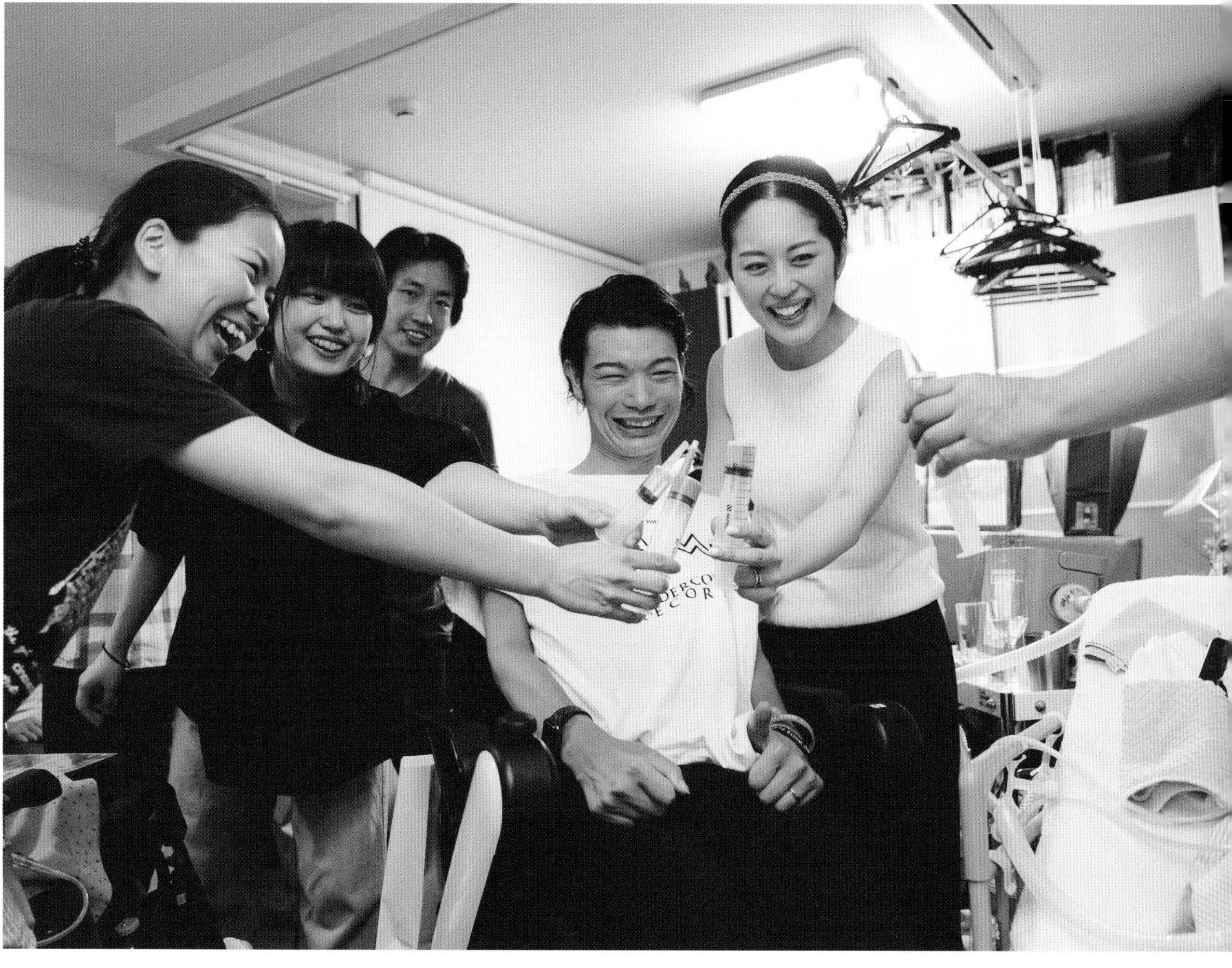

病気に関して
誤解されていることがたくさんあると思う反面
何も隠せない今の状況を思うと
誤解しているのは
自分の方かもしれないと思う。

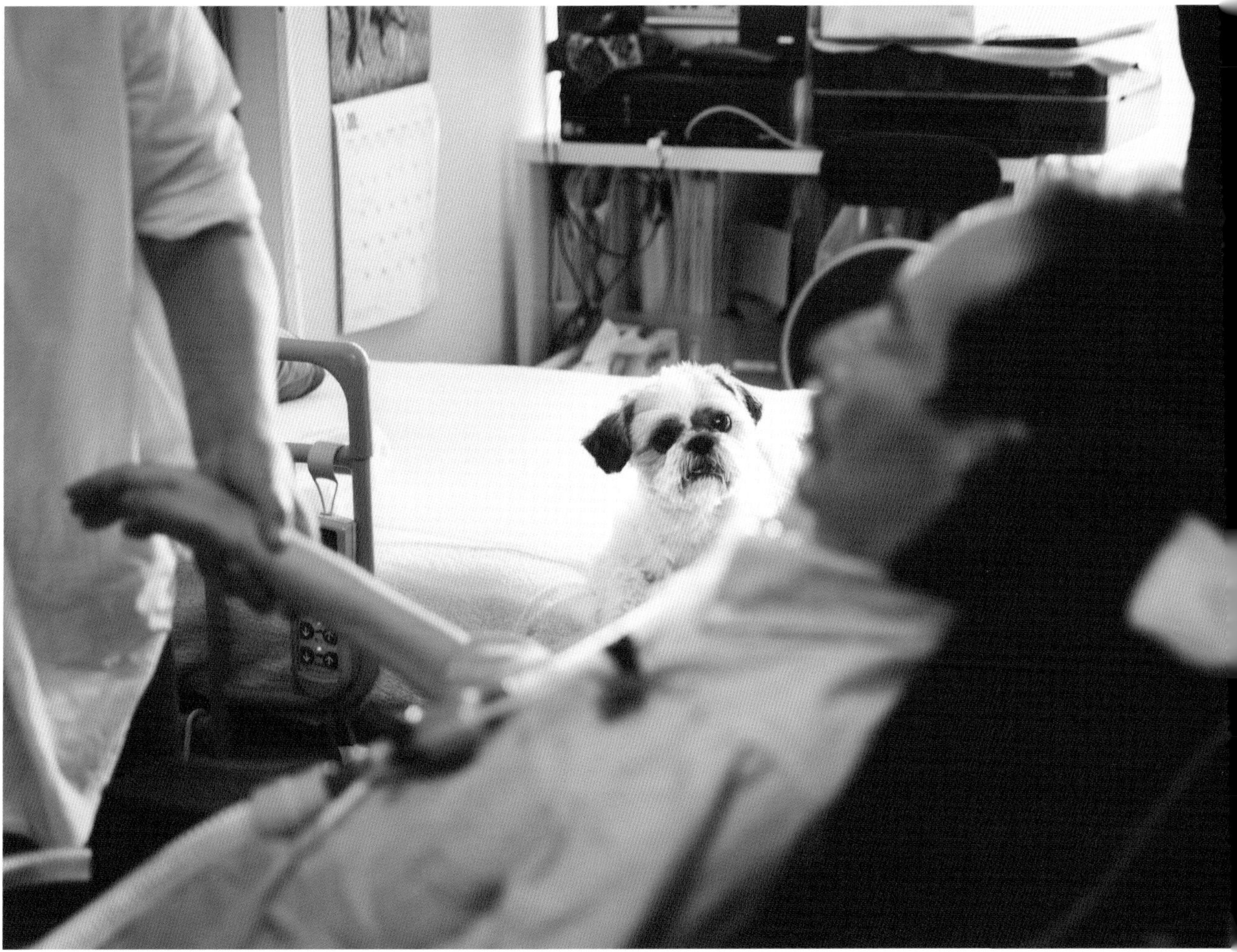

子供たちは、私が気管切開するのがいやみたい
やっぱり最初は悲しんだ。
呼吸器をつけるのが、恥ずかしいんだって。
でも、それが生きるってことなんだよね。

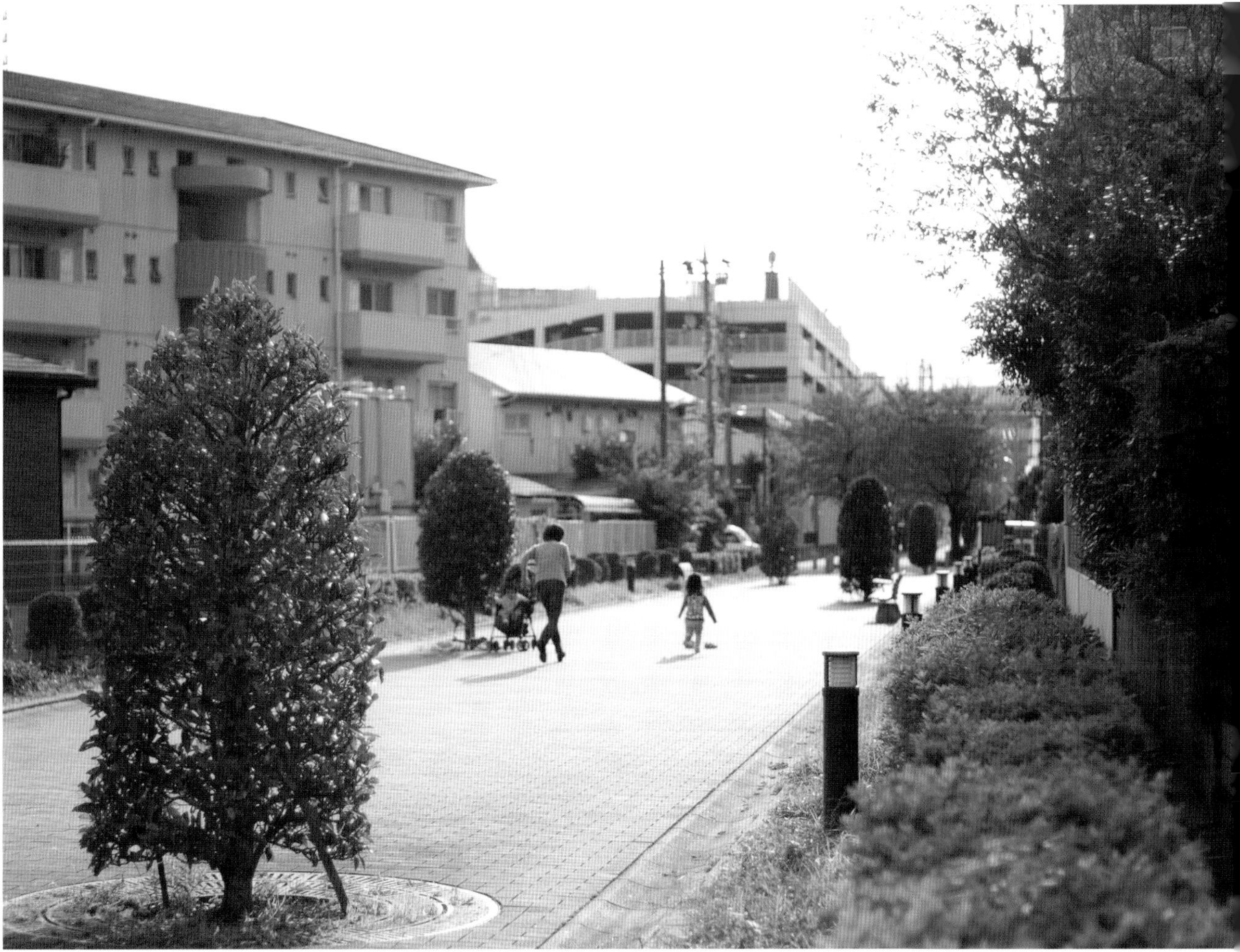

欲張らないこと
基準とか
こだわらないこと
今は
ちょっとした花を見ても
幸せを感じる。
次の日、空を見ると
生きてるなって思う。

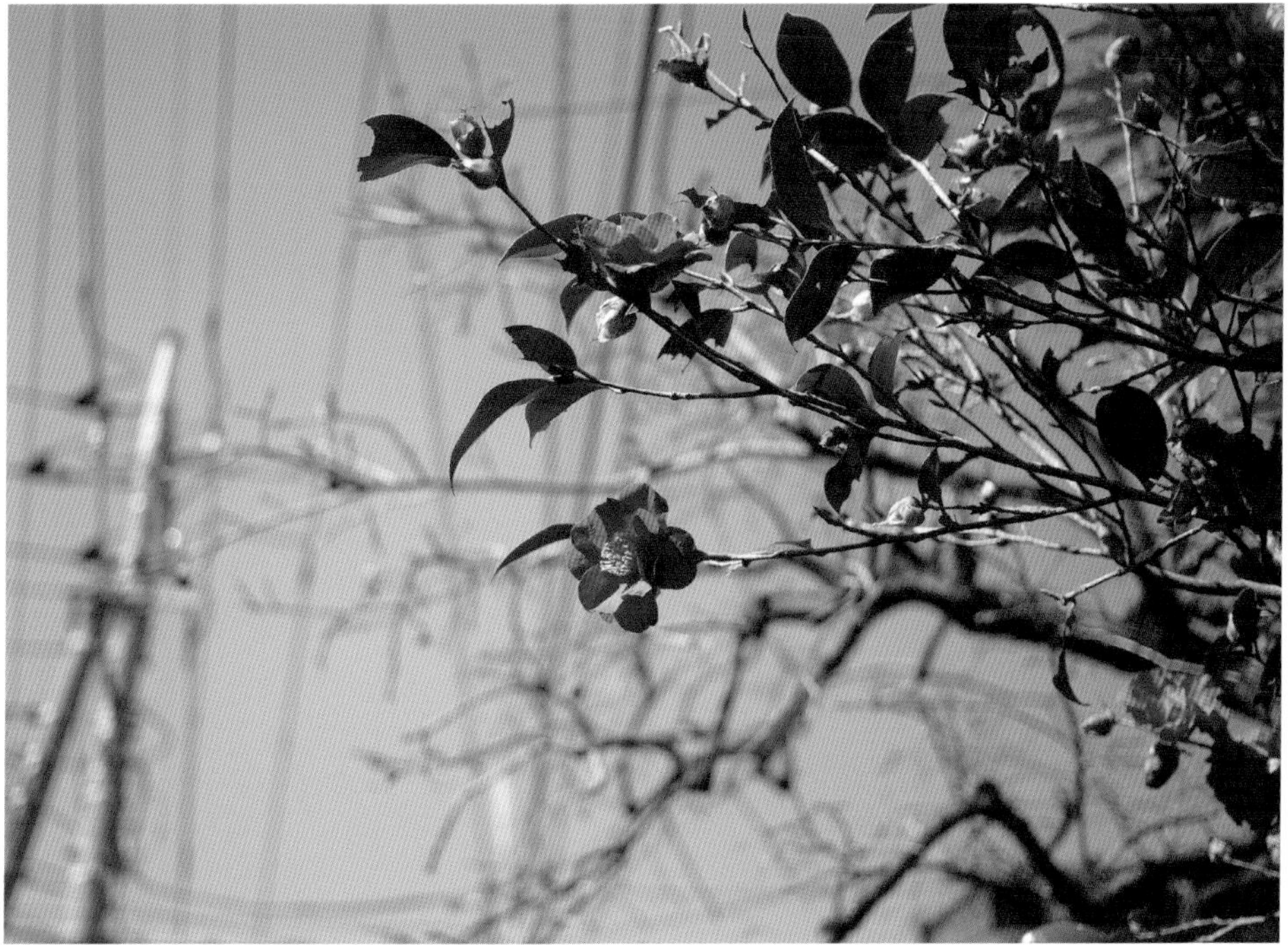

ＡＬＳというものは
究極は自分では死ねないから
どんなふうに生きるか
突き詰めて考えるようになった。

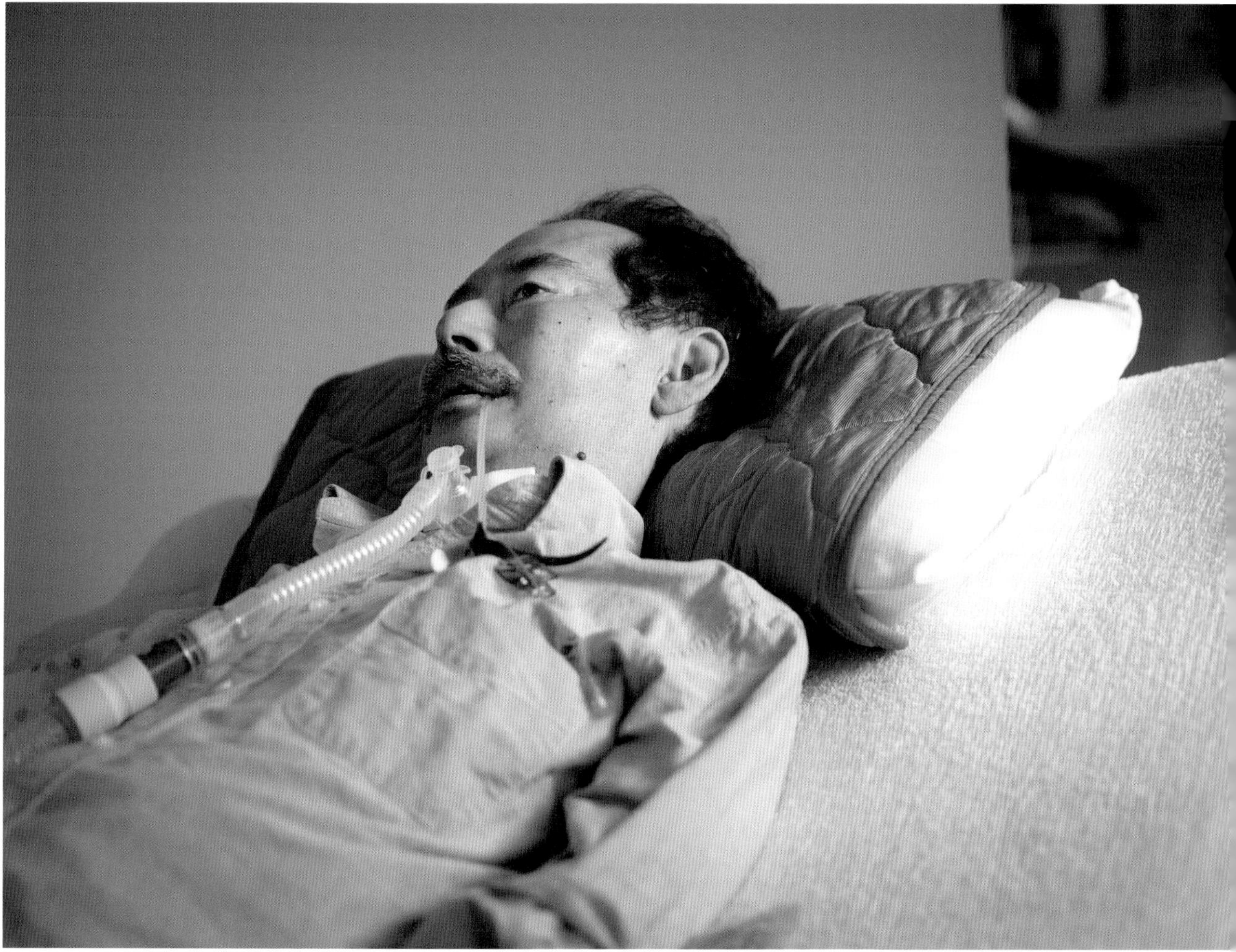

言葉は
自分をわかってもらうための道具です。
健康なときには
人をわかるための道具だったのに
それが変化したことは
悔しいけれど。

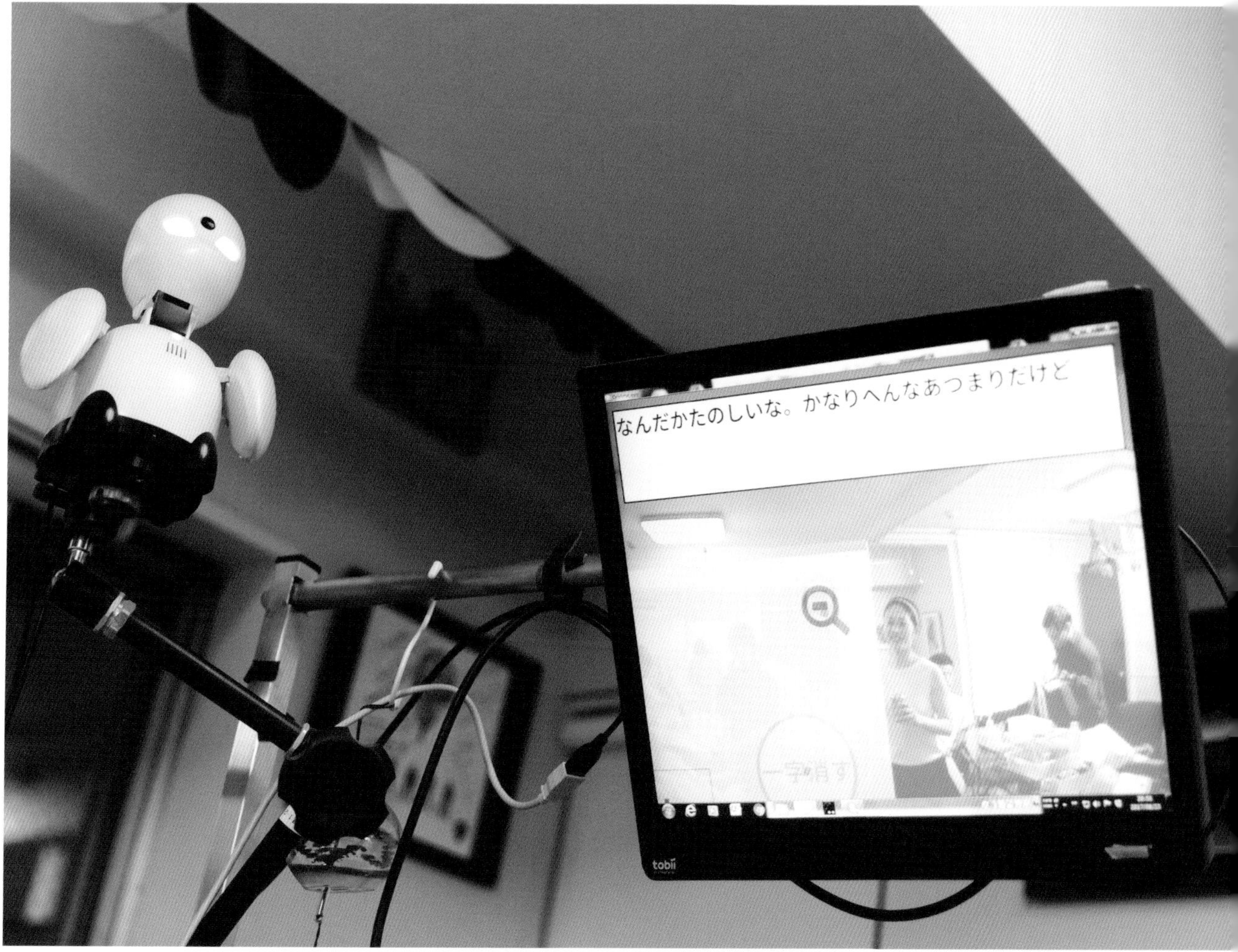
なんだかたのしいな。かなりへんなあつまりだけど
一字消す
tobii

ドラえもん
頭で考えていることを瞬時に再生する道具をください。
くだらない馬鹿話をする時間をください。
私のバリトンボイスを返してください。
支えてくれる人たちに、
ちゃんとありがとうと言わせてください。
家族の名前を呼ばせてください。
ＡＬＳを治してください。

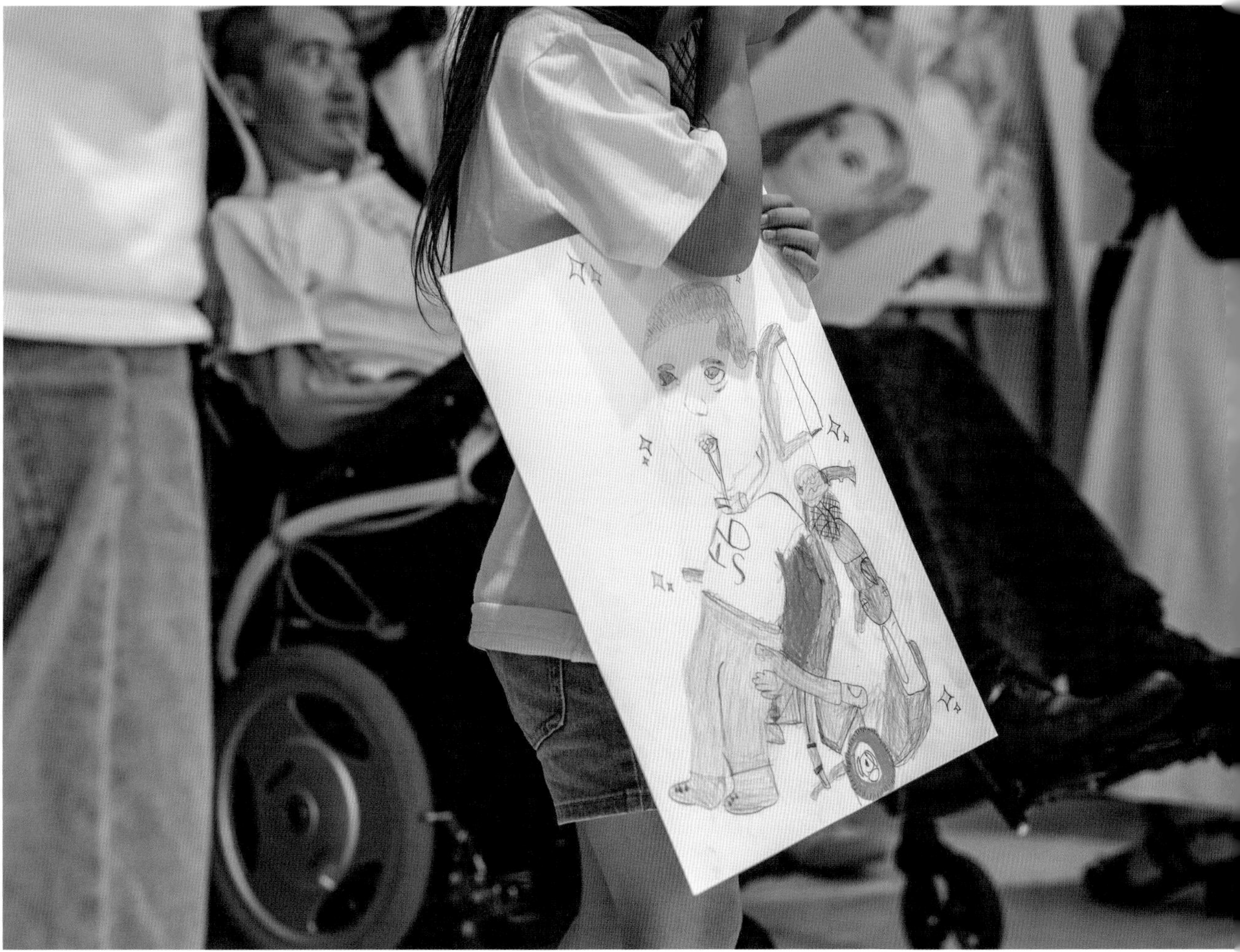

仕事
こんつめないで

良い感じに
適当に

良い加減に

身体
大事にしてね

唯一のお願いだから
身体だいじにしてね

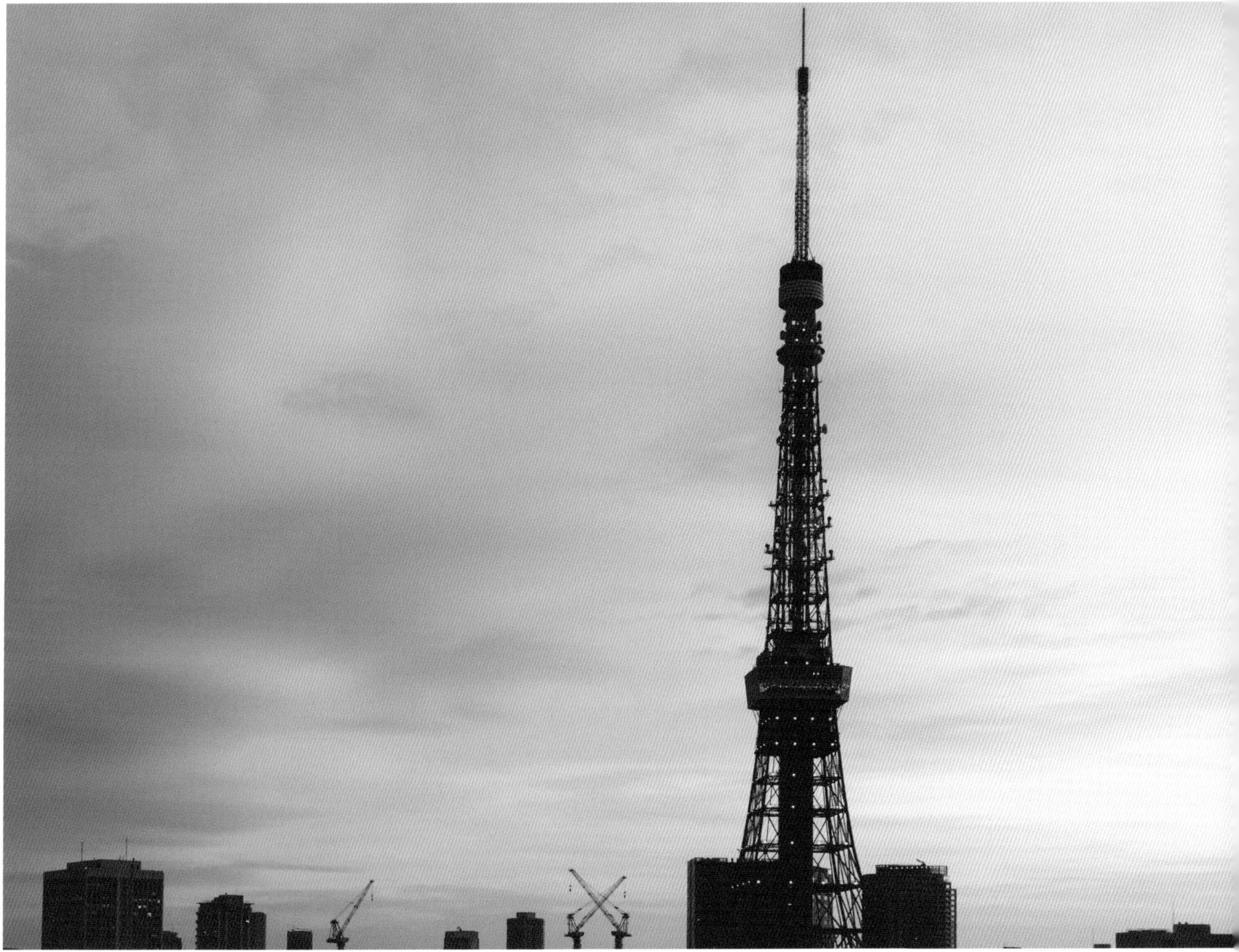

実際にさ

春になって桜を見るじゃない

それで来年は見られないかもなって思うとさ

もう、素晴らしく綺麗に見えるんだよ。

桜が。

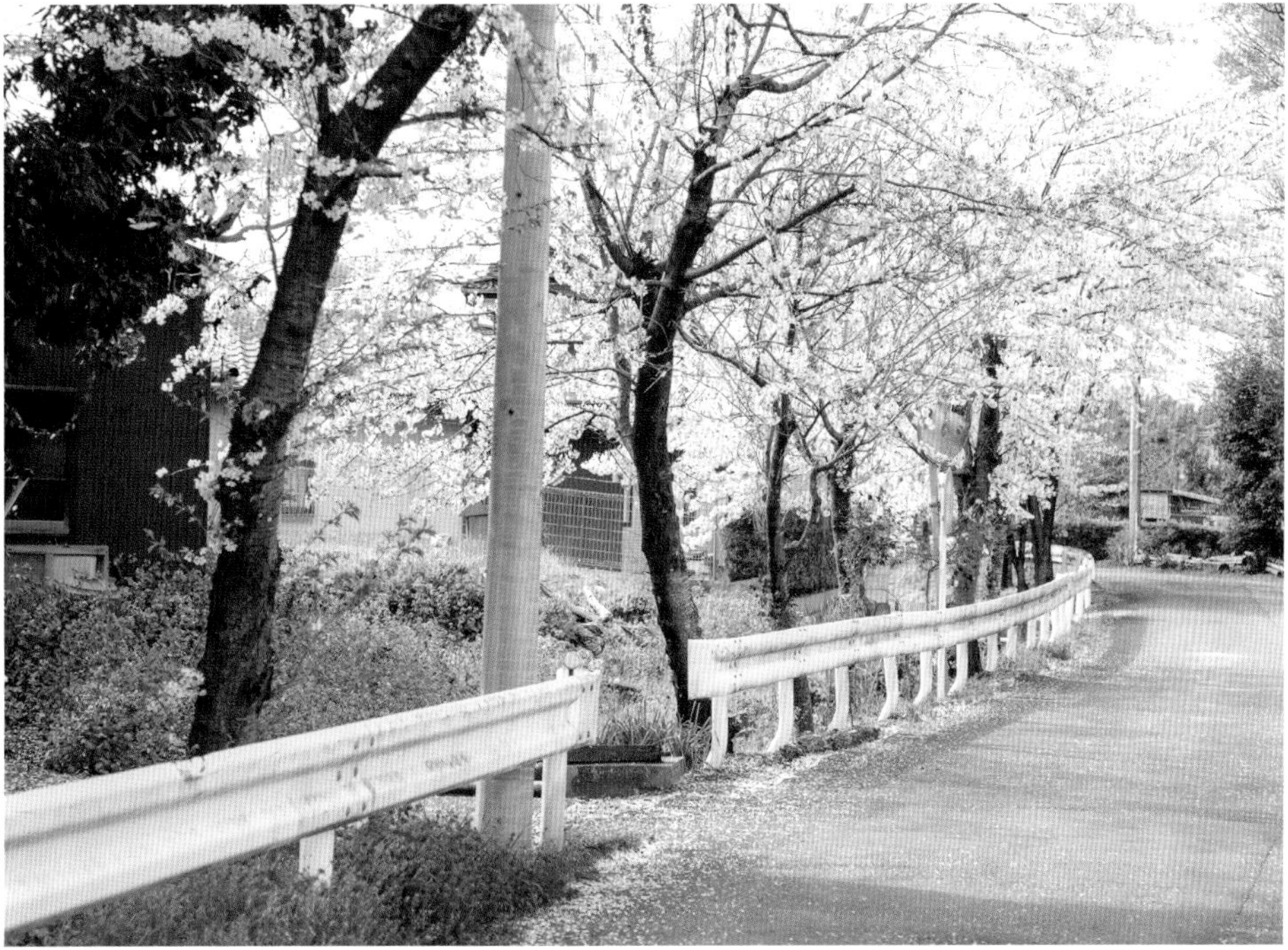

二ヶ月前病気を知りました。
これは負け戦だけれど
今できること、やるべきことを考えて
そこに向かっていく。

悔しいと思ったり
気持ちが沈むこともあって当然だけれど
病気を隠さず向かい合おうと思います。
生徒たちが、きっと見ていると思うから。

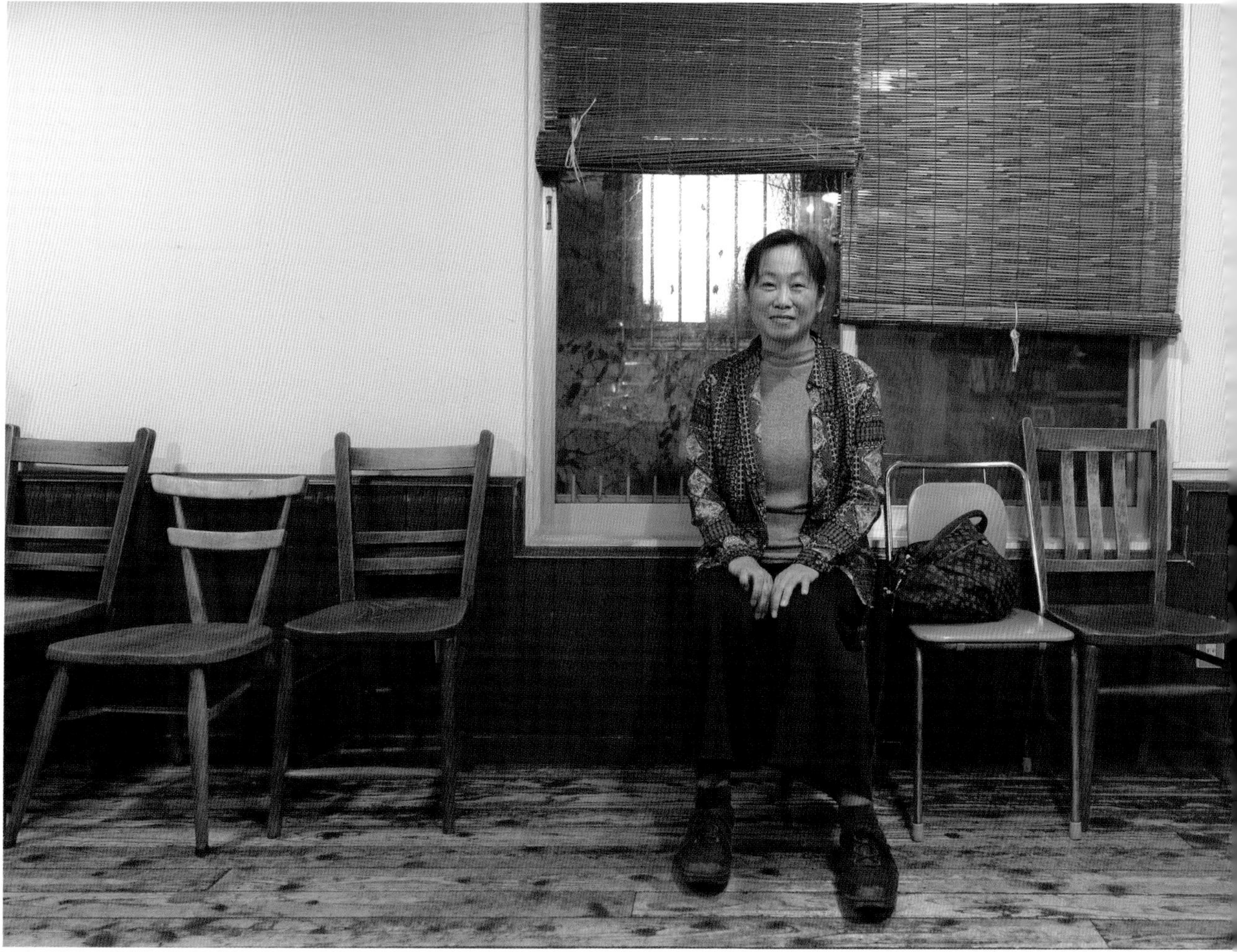

蚊に刺され
かいてかいてと懇願し
もっともっとで
ミミズ腫れ

川柳か！（笑）

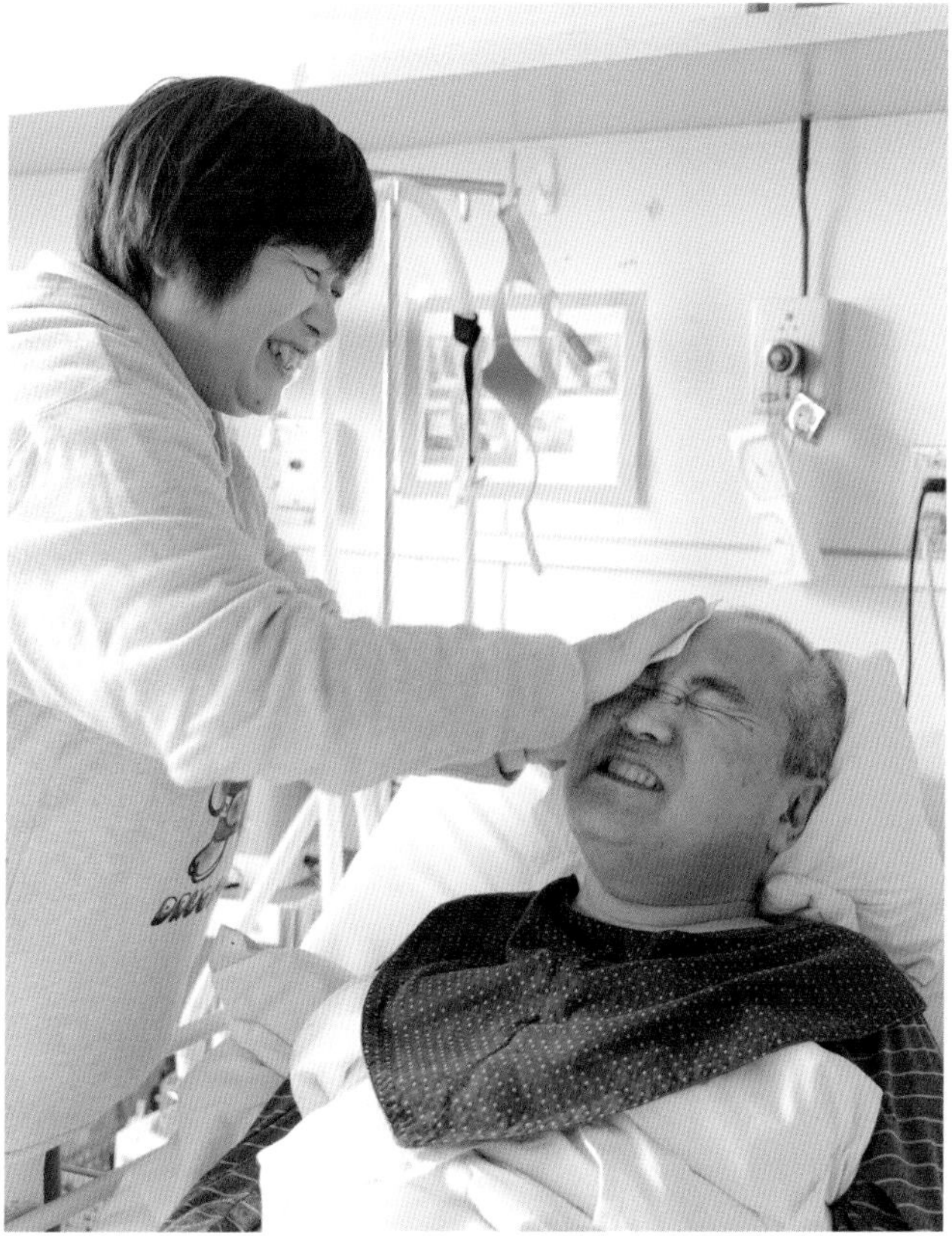

ＡＬＳ患者と生きる、家族の気持ち

武本花奈×藤元和子×藤元奈那

最初に出逢ったALS患者、藤元健二さんとそのご家族とは、彼の手記の制作を通し、約三年間、毎日のように交流を続けました。彼は症状が進行し、呼吸器をつけて生きていくことを選択しましたが、同時期にガンが発見され、亡くなってしまったのです。念願の手記出版が叶った、わずか一週間後のことでした。

当時、ALSに立ち向かうことに精一杯で、ご家族の気持ちについて話す時間はありませんでした。自分の病と七転八倒し、そして笑いに変えていった藤元さんを支えたご家族は、何を見つめていたのか。奥様の和子さん（看護師）、娘の奈那さん（当時、高校生）にたずねてみました。

ひとりぼっちになったけど

武本：和子さん、ご無沙汰しています。
健二さんが亡くなって少し経ちましたが、ずっと和子さんが心配でした。
健二さんがいたときは、ヘルパーさんや看護師さん、お嬢さんも家に戻ってみんなで介護をしていたけれど、亡くなると同時に、その人たちもいなくなった。ひとりぼっちになってしまったんじゃないかと思って。

和子：ありがとうございます。でも、意外と元気。
娘がまだ大学生で働かなきゃいけないというのもあるし。ひとりになって、できなかったことをやりたいなと思ってるんだけど、なかなか時間がなくて、できてないかな。でも、とりあえず娘は一人暮らしをしてるので、そこに遊びに行ったりして何とか遊べてる。今は、それでいいかなという感じです。

武本：例えば、家でテレビを見たり、寝る前だったり、何か突然すごい悲しくなったりしないですか？

和子：意外と……、ない（笑）。
薄情者だと思われるかもしれないけど、仕事をしてるし、けっこう責任のある仕事だから、割と毎日気を張ってやっているという感じで、あまり今までと変わらないかなという感じがします。

武本：じゃ、もしかしてあまり思い出さない？（笑）

和子：思い出すかというと、例えば、職場にもガンとか、治療できない病気にかかっている人がいたりすると、あの人の最後のときを思い出すかな。最後に処置をするといって、苦しいのをとってあげたいから何とかやってみますという先生に、私が同意した。それは、しなきゃよかったのかな、と思うことはある。そうすれば、もうちょっと長生きできたかなぁとか、でも長くなったとしても苦しかっただろうなぁとか。どっちを取っても大変だったとは思うけれど。

武本：確かに、あのとき念願の本（※1）が出た直後で、出版記念パーティの直前でしたからね。
健二さんが亡くなったあとも、ＡＬＳの啓発イベントなどに和子さんも奈那ちゃんも顔を出してくれて、私つらくないのかなって気になって。

和子：それは全然なくて、ＡＬＳといってもあの人の場合、期間が短かったから（※2）。ぎゅっとしたような人生だったから、そこで出逢った人たちがどうしてるかなというのは、気になります。
みんな大変だなって思うけど、全然つらいとかではないかな。

武本：そうかぁ……。でも、やっぱり淋しいでしょ？

和子：ひとりはね……、淋しい。

「生きたい」という気持ちが見えてくる

武本：ALSの大変さは肉体的なことはもちろんですが、私がなにより関心を持ったのは、心の方です。

体は動かなくても意識がはっきりして、心は私と同じように動いているということを知ったとき、それが当たり前なのかもしれないけど、本当に残酷な病気だと実感しました。どんどん体が動かなくなっていく中、自分だったらどう対応するの？　って、私にはもう、想像すらできなくて。

奈那ちゃんは、お父さんが病気だと知ったとき高校生。どんな風に思ったの？

奈那：診断されるまでに一年くらいかかって、う〜ん、分かったときは……、何も考えられなかったです。高校三年生で受験だということと、友達に話したら、ちょうどALSを描いたドラマをやっていたときで、見ない方がいいよって言われて、ドラマも見ず、情報も調べず……。現実逃避だったのかな。

武本：死んじゃうのかなとか、そういう感じだったのかな？

奈那：そうは思わなかった。そのときは本当に何も考えたくなくて、ただ動かなくなるんだと思いました。

武本：何も考えられないというのは、とてもリアルだなと感じます。受け止められないよね。

その後、健二さんは気管切開を決めたわけですが、その決断には、家族はどう関わったのでしょう？

和子：最初はね、しないって言ってたの。私は医療職だから、どんな病気だか知っていたし、患者さんを見たこともあった。こうなっていくよと、そして、いずれは気管切開をして、呼吸器をつけないといけない病気だよと説明して……。

さあ、どうしますか？　と。

武本：ド直球だね（笑）。

和子：そうしたら最初、俺はいいやみたいな感じだった。

でもね、私は思ったの。この人、絶対するって言うなと。そしてしばらく経ってから、するって言ったから、ほらやっぱり！　みたいな（笑）。

武本：さすが。気づいてたんですね。

それって、妻の直感もあると思うけど、何で呼吸器をつけるだろうって思ったの？

和子：直感もある。でも病気について調べてる様子を見てかな。

その姿を見て、この人どちらの道を選ぶのかなと思ってました。

迷ってるなって感じたときもあった。「気管切開した方がいい？」って聞かれたことも。

最初は多分、人に迷惑をかけるしか生きていく方法がないと思ったから、「しない」と言ったんだと思います。でもパソコンができる人だったから、自分でいろいろ調べて、家族以外の手を借りて在宅介護で生きている人がいる、いろいろ活動している人もいる、よし俺も！　みたいな気持ちに、段々となっていったんだと思う。

武本：ぎりぎりまで迷う人も多い中、かなり早い時期に彼は気切（※3）を決めていた気がしました。でも、全く動けなくなって生きていくというのも、それはそれでまた、大変なことだなとも思ってたのですが。

和子：やっぱり死に対する恐怖というのは、あったと思う。私たちは、何となくまだあと十年くらいは生きられるだろうなって思って何も考えずに生きていると思うけれど、すぐに自分が死ぬってイメージは、五十歳では、まだできないと思う。生きられる道があるなら、それを選びたいというのが……、多分だけれど、人なんだと思う。いろいろあったけれど、気切を決めた理由は、一番は本人が動いたから。あの人の人生だから、やっぱり家族には決められないし。

武本：重いけど、温かい言葉ですね。奈那ちゃんは、その頃どう思ってた？

奈那：気切するかしないかの時点で、いろいろけんかをしてるのも知ってたし、でも多分するんだろうなと、ずっと生きるんだろうなと思ってました。父はわがままだし、しろとかするなとか言っても聞かないだろうし、それより目の前の二人のけんかをどうにかして〜って。

武本：とりあえずうるさいと！　親として耳が痛いです（苦笑）。呼吸器をつけるかという決断一つとっても、家族それぞれの気持ちが揺れ動く。けんかもあって当然だと思う。でも私、藤元家はバラバラにならないって感じていたんですよ。感じてたというよりは、確信してた。

和子：あぁ、何度、離婚届を書いたことか!!

奈那：えー、でもその度に、お父さんが食べちゃったんでしょ。だから、あだ名がヤギだったって。言ってたよ。

武本：ヤギ、初耳！（笑）

和子：それはね、あの人が少し話を盛っている（笑）。でも、もともとべったりじゃなくて、お互いにそんなに干渉しない、やりたいことをそれぞれが自由にやるという家族でした。これがもっと距離が近かったら、違ったかもしれない。一番わがままなあの人が病気になって、ワイワイ言ってて、私たちは「まただよ〜、また騒いでる〜」みたいな、そんな感じだったかな。

武本：騒ぐと二人がかまってくれるの知ってたんだ（笑）。健二さんらしいエピソードですね。

呼吸器の装着ということで考えると、つけた人は何かその先の目標とか目的があるんじゃないかなって想像してたのですが、患者さんたちに聞いてみると、そこは少し想像と違いました。自然と呼吸器をつける方向に行った人もいれば、すごくハードルを感じながらつけた人も、またつけないと決めた人もいた。健二さんの場合は、どうでしたか？

和子：気切をするという話になったとき、私は分かりましたと答えました。でも、それと同時に、「では、これからは社会の役に立つことをしてください」と言ったの。酷な言い方かもしれないけど。そうしたら、「自分一人で生きるから……」みたいなことを言うから、そうじゃないと。これからは、色んな人の力を借りて生きていくことになるんだから、考えろ！　と（笑）。

武本：それで、本を書こうと思ったのか!?（笑）

和子：アハハ、どうだったのかな〜。ＡＬＳの患者さんって優秀な人が多いから、段々あの人も勘違いしちゃって（笑）。

でも、とにかく動くことで、自分にも何かできるかもと思うようになったのかもしれないですね。文字にして伝えることは得意だったから、あの人が言っていたように、本を書くことでＡＬＳは本当にあの人の『天職』になっていったんだと思います。

診断までの長い道のり

武本：話が前後してしまいますが、最初にＡＬＳと診断がつくまで、とても時間がかかると聞いています。私はＡＬＳと分かってから皆さんに会っているので、診断までは知らない。ただ、長いもやっとした不安が家族の中にまん延する時間じゃないかなと想像してたのですが、診断までのことを教えてくれますか？

和子：診断がつくまでが、本当にこの病気のつらいことのひとつ。とにかく、長い。
病気って、症状が出始めて何なんだろうというのがまずあって、例えば、鼻水が出たら風邪かな？ 関節が痛いなら、リュウマチ？ ねんざ？ とかあるけど、どこかが痛いけどはっきりしないし、でも力も入らない、何だろうっと思って自分で調べるところから始まったの。
あの人は、どうやら自分は線維筋痛症に当てはまるといって、線維筋痛症の病院に通ったの。それも、家から三時間くらいかかる病院まで。でも通っても、よくならない。さらに何だろうという話になって、今度神経の病院に行った。「症状は？」と聞かれて、「痛い、多分、神経からの痛みじゃないかと思う」と本人が言って。入院して検査して、筋電図（※4）もとったりしたけれど、特に異常が出なかった。

武本：筋電図、異常が出なかったんですね。

和子：そう。そのときは、調べたのは一度だったけれど。それで先生に言われた一言が、「痛みは主観的なものだから」と。それで大爆発ですよ。その場では言わないけど、病室に帰ってきて、「何なんだよ、痛みが主観的って。それが分からないから病院に来てるんだろう！ もうこんな病院来ない！」って。
それで退院して、地元の病院に行って、そこも神経の病院で通ったれど、とりあえずもっと大きな病院に行ってみなさいと言われて、そこで怪しいなぁという話から筋電図を何回もとって、最終的には診断に至るんだけれど、そこまでで、一年以上かかったかな。

武本：どの辺りで、ＡＬＳかもという話が出てきたんですか？

和子：地元の大きな病院に行く前くらいだったと思う。自分でネットで調べているときに、もしかしたら……、っていう、そんなことはないと思うけど……、という話をしたかな。

武本：その違和感が、検査してもずっと原因が分からない状況は、本人はイライラすると思うけど、家族も……、ですよね。

和子：苦痛だった。

そのイライラは、やっぱり家族のイライラにもつながって、何度話しても同じことの繰り返しになる。最終的には、もう、いい加減にして～！　ってなっちゃうんです、やっぱり。

だから大変な病気なのに、ＡＬＳと病名がついたときは、ほっとした。あー、やっと病名がついたって。

武本：嬉しいわけじゃないのに、病名がついてほっとするというのは、本当に複雑ですね。診断までが一番きつかったとおっしゃる方もいて、その感じがよく伝わってきました。

進行を遅らせる薬なども出てきているし、診断が遅くなれば、薬を使うタイミングを逃したりすることもある。消去法的に見つかるのではなくて、もっとスムーズに診断できる方法が見つかって欲しいです。

和子：本当にそう。ＡＬＳはアイスバケツチャレンジ（※5）以降、人に知られるようになった。寝たきりの患者さんが、がんばって表に立ってくださって、大変な病気だなと思っている人も増えたと思います。

でも、あの状態だけがＡＬＳかというと、ちょっと違和感がある。本当は、あそこまで行くのが相当大変じゃないですか。診断が下りるまでも、ＡＬＳと分かってからも、胃ろうをして、気切をして、生きるか死ぬか選択をくり返し、乗り越えて乗り越えて……、あそこに行く。そういうのがＡＬＳなんだよというのは、皆に知って欲しいです。

ALS当事者ってどこまでだろう

武本：健二さんが亡くなったあとも、私は取材を続けてきました。今は、他の難病の患者さんと出会うこともあって、別の難病の患者さんに「ALSの人たちって『患者』って言うけど、『当事者』って言わないよね」って言われて。そっか、ALSの当事者って本人だけじゃないんだよって、改めて思ったんです。

家族、友人、周りでサポートしてる人、みんなで向かわないといけない。その人たちみんなが当事者なんだなと、すごく感じるようになりました。

呼吸器をつけて生きると選択した一方で、健二さんは家族が疲弊しているとか短い言葉だったけれど、介護する家族をすごく心配してましたね。その短い言葉に、家族に対する愛をすごく感じました。

実際、家族としては、何が一番きつかったですか？

和子：眠れないこと（苦笑）。

終始、眠れないことにつきます。うとうととすると、いつも誰かに呼ばれる。「奥さん、旦那さんが呼んでます」それでまた起きる。覚えているのは、あの人の側で、うとうととしてた自分。

武本：分かる。人ってちゃんと寝ないと、不安が増したり、判断が出来なくなったり、生活が出来なくなるから。そういうのを聞くと、介護している家族をサポートすることが、本当に必要だと思う。共倒れにならないように。

和子：それは、本当にそう思う。

武本：家族のサポートのためにも、健二さんは、独居して二十四時間他人介護を一つの目標にしていたけれど、叶わなかったですね。

和子：ヘルパーを見つけようとしたけれど、本当に人がいなくて。必死で見つけて、入ってくれる人がいても結局、人数が少ないと入ってもらえる時間が飛び飛びになる。そのすき間を家族で埋めるしかない。そうすると、私は仕事をしているので娘に頼るしかない。それが現実だった。そのうち、じゃあ私ができないところだけカバーしてもらえれば、娘は自由になれるかな、という方向に考え方を変えていったけれど。

武本：それが、また健二さんの心配事だった。つまり、和子さんが言う「自分ができないところ」というのは、働いている時間という意味でしょ？　帰ってきたら、夜中は和子さんが健二さんを看る。じゃあ、いつ寝るんだよと。でも分かっているけれど、でもこの痛みが、不安が我慢できないから和子さんを起こすことになる。そこの葛藤が、彼の心をすごく傷めていたと思います。

和子：入院するより家にいる方が、動けなくなるのに変な言い方だけど、まだ自由が利く。例えば、パソコンが使えるとか、携帯を持てるとかもそうだし、本当は家にいたいという人も多いと思います。病院には、ヘルパーが入れないことも多い。私たちもそうだけれど、時間が来たら帰らないといけないしね。しかもガンも見つかって、それは全く動けないあの人にとっては、不安だったみたい。

武本：ガンが分かったとき、眠れないって言ってましたよね、あのときどうしてたの、実際？

和子：病院にいるときは、夜仕事が終わると私が病院に行っていました。でも病院は、時間が来たら帰らないといけないじゃないですか。寝たのを見計らって、「じゃあ、よろしくお願いします」と看護師さんに挨拶して帰る。最後にいた病院は、家から車で四十五分くらいかかるところで、あと五分ほどで家に着くというころになると、病院から電話がかかってくる。「何かありましたか?」って電話に出ると、看護師さんが「あの〜、もう戻ってこれませんよね」って、「旦那さんが呼んでます」って(笑)。

武本：困った〜。

和子：それも、毎日だから。でも、元はといえば眠れないのが原因だから、薬でもいいから眠らせてあげて欲しいと切実に思いました。私は医療者だから、病院の事情とか状況とか、ある程度予測できたところがあるし、本人にも申し訳ないと思いつつも、しかたないと割り切ろうとしたけれど、そういうことひとつ取っても、普通の主婦だったら、もー、気がおかしくなると思う！

武本：私も、藤元家を見ていて知った介護や病院のことがたくさんありました。実際、家族もひとつずつその場になって、初めて知るんだろうなって。新しい情報を受け止めながら、他にもいくつも決断しないといけないこともあるんですよね。

和子：そう。しかもその決断が、ALSの場合は、生きるか死ぬかの決断じゃないですか、ひとつずつが。

武本：本当にそのとき、不安で、命がゆらいで見えただろうなって思います。やはりサポートが必要です。

ご家族にとっては、どんなサポートがあったら助かるのでしょう?

和子：これは家庭によると思うので、うちの場合だけれど。

もし在宅でヘルパーさんに入ってもらえるなら、もう少し切れ間なく入ってもらえるとよかったと思います。そこを助けてもらえる術がみつからなかったのは、きつかった。

でも一方で、二十四時間他人介護が実現して、本当に家からあの人が出るとなったら、それはそれで空虚だったかもしれないとも思う。いるのにいないみたいなね。難しいのは、家族の方にも看てあげたいという気持ちはあるんです。でも、実際に看れるかというと、限りがある。患者本人にも、ここは家族に頼りたいというところがあると思う。完全に離れてしまったら、親しみがなくなってしまう。そこは、堂々巡りなんだけれど。で、本当は、もう少しみんなで介護をするという意識になれるといいのかなっていうのも思います。

武本：負担を分担するということは、家族の心にとっても重要です。ALSで苦しむ人の数は、患者の数ではなく、そこにまつわる全ての人の数なんだと改めて思います。

開かれた家族に成長していくこと

武本：健二さんは、外に出たがってましたよね。私には、「花奈ちゃん、俺が外に出ないと家族が家に閉じこもってしまうから、何でもいいから外出の口実を作って」と、度々言ってました。でも、実際外出するのも大変だよなと私は思っていました。

外出については、家族はどう感じたのでしょう?

和子：やっぱりね。家の中にいると、関わる人が決まってくるんです。同じ人と同じ会話をすることが増えて行く。でも外に行けば、いろいろな人に会って、刺激になるし、また刺激を与えることもできる。

家族としては、お金もかかるし、自分たちが同行すれば拘束される部分もある。だけど私たちもまた、家の中にいれば、決まった顔ぶれと決まった話になっていくの。そして、外に出れば学べることもある。外で出逢った患者さんたちを見て、家族として、ここはもう少しできることがあるかなと思ったり、勉強になりました。

武本：素晴らしいですね。でも実際は、情報が知りたくても、先輩の患者に会うことに高いハードルを感じる、という患者さんが多い。つまり、自分もそうなるんだと思うと会うのが怖いと。藤元家は、むしろ先輩の患者さんと会うために外に出ていたと思います。そこはどのように乗り越えたんですか？

和子：本人も症状が出てきて、どれくらいでこうなるかなぁとか、何となく予測する部分はあるんだと、見てて思いました。ただ、それが想像より早かったりすると多分、不安はあったと思う。でもね、外出しながら自分より症状の進んだ人たちを見て、あぁこういう状態でも外出することが可能なんだ！　と本人も気づいたし、私も気づけた部分があるの。実際の恐怖心がどのくらいまであったかは分からないけれど、希望もあった。最終的には外出を楽しむというところまで、出来てたのかもしれないなって感じます。

武本：もうひとつ。健二さんは、呼吸器をつけるという決断をしたけれど、しない人がまだ七割と言われています。難しい決断だと思う。答えなんて出ないよって、何度考えても思うんです。でも、本人の意思が優先という藤元家的な発想で言うと……、もしですよ、彼が呼吸器をつけないと決断したら、家族はどう感じたのか、想像ができますか？

和子：それは……、実は、本当に怖いなと思うところ。本当にどうしたかは分からないけど、つけないで亡くなるということは、すぐに亡くなるわけじゃないですよね。そこまで少し時間があるわけで、その苦しさを味わう、恐怖を感じる、それを見ていることに、家族として耐えられるのかどうか。果たして自分は支えることができたのか、正直、分からないです。

でも、呼吸器をつける、つけないということは、本当にちゃんと家族みんなで話し合わないと。話し合っても、それは答えが出ないかもしれないけれど、とことんそうしないと、残された家族は傷つくなというのは想像できます。うちは気切をしました。結局は、別の病気で亡くなってしまった。納得とは違うかもしれないけれど、でも気切をしたことは、家族もね、納得なんて出来ないけれど、本人の意思をひとつ通した、できることをみんなでやったんだということは、今の私たちの心の支えになっていると思う。

武本：そうですよね。私は、そういう家族をたくさん見て来たので、本当に、治る病気になって欲しいと思う。痛いのも怖いのも本人だけではないし、家族でもありあまるものだから。

和子：そう。絶対に治る病気になってもらわないと困る。同じように苦しい家族が増えて欲しくないです。

武本：健二さん自身も、そう言ってましたね。答えにくい質問に答えてくださり、ありがとうございます。

ＡＬＳ患者の家族としてできることというのは、どんなことがあるのでしょうか？

和子：私が、自分を振り返って一番思うのは、眠れなかったということも含めて、介護を楽しんでたなということ。ある意味、難病の場合、医療者にできることは決まってきていて、だからこそ家族にできることもあると思っています。振り回されるのではなくて、できれば一緒に楽しんで欲しいなと思います。

武本：そうですね。難しいと言わずに、周りもチャレンジすることが大事ですね。患者さん本人は、もちろんがんばっている訳だから。私も一日一笑、健二さんを笑わせることをずっと考えていた。きついときも出来ないときもあったけど、それが今、私自身のためにもなったと断言できるし、感謝しています。

ただ、この本を読まれた方は、楽しむってどんな風に楽しむの？と思われるかもしれませんね。

和子：例えば、ヘルパーさんが何かしてくれていて、あー、それってちょっと違うんだなぁって思ったことがあったとする。そのままじゃ困るので、じゃあ、やってもらうためにはどうしたらいいのかな？　というのを考えるのを楽しんでいた。こういう伝え方をしたらいいかなとか。コミュニケーションも大事だから、ヘルパーさんと全く関係のない世間話をしたりもしたし、夫の悪口をお互い言い合ったりね（笑）。そういうこともしていました。

一緒にやると気になって仕方ないなら、お任せしてしまうというのもありだと思う。でも、いずれにしても家族が全く何も関わらないということはできないと思うので、一人でやるのではなくて、みんなで楽しんじゃおうみたいなね、そういうことができたらいいんじゃないかなって思います。

武本：そうですよね。それが出来ている人も、私は知ってます。

和子：今はレスパイト（※6）をしてくれる病院も増えているし、施設もまだ少ないけれどあるしね。お互いにリフレッシュしながらやっていくのが、いいなって思います。

武本：改めて思ったのは、もちろん、病気はつらいことだったと思いますが、家族が見ているものの中には、やっぱり幸せもあるってこと。患者さんはみんな、家族や仲間のことを心配しているけれど、周りも新しいことを経験したり、出逢ったり、笑えたりね、幸せもある。大丈夫だよ、ちゃんとつながっていくよ、というのは、患者さんに伝えたいです。健二さんが残してくれたものが、お二人の中にたくさんあるんだと、優しい気持ちになれました。

和子：そう？　まだ、車いすもそのままで、残してったものに困ってるんだけど。あと、出版パーティで使った等身大パネルもそのままだし、どうしよう、あれ（笑）。

武本：笑える。邪魔だから、パネルは二つ折りにして捨てちゃってください。許可（笑）。

和子：正直に話すと、あの人が残してくれたものは、やっぱりこうやって花奈さんと話せることかな。そういうつながりをいくつも残してくれたことには、感謝しようと思います。

武本：私も、同じ気持ちです。本当にありがとうございました。これからもよろしくお願いいたします。

※1　二〇一七年三月に「閉じ込められた僕——難病ＡＬＳが教えてくれた生きる勇気」（中央公論社）という手記を出版した。

※2　藤元さんはＡＬＳが見つかったあと胃ガンも見つかり、ＡＬＳになってから四年弱で死去。

※3　気切とは、気管切開のこと。気管切開をする＝呼吸器をつけることを意味する。

※4　ＡＬＳは症状が出ている場所と拡がりを診察しながら、他の病気と違うことを確認して診断されていく。筋電図は運動神経がどの程度ダメージを受けているか調べる方法のひとつで、多くの人が、この検査によりＡＬＳと診断される。

※5　ＡＬＳアイスバケツチャレンジは、ＡＬＳの研究支援のために頭から氷水をかぶるか寄付をするアメリカ発祥の運動。日本でも著名人が多く参加し、ＡＬＳの名前が広く知られることとなった。

※6　レスパイトは、自宅介護での介護者の負担を軽減させるため、一時的に入院すること。

解説

兼子 尚久

七年前、武本さんとお会いしたころ、私は脳神経外科医として働いていました。さらにその十数年前は神経内科（現在は脳神経内科といいます）のいわゆる専攻医でした。神経内科の所属は数年ではありましたが、少ないながらも筋萎縮性側索硬化症（ＡＬＳ）の患者さんを診ることがありました。

「この何カ月かで右足の力が落ちた」。初診の四十代の女性でした。右足先が上がらず、段差でつまずく。診察上、右下肢の緊張や腱反射が軽度低下し前脛骨筋は萎縮しているようにも見えます。感覚障害はありません。当初私は下位運動ニューロン障害を念頭におきながらも鑑別のために髄液検査や神経電動速度、ＭＲＩなど、市中病院の外来ではありましたが、できる範囲で順次行っていきました。しかしいずれも明らかな異常を認めません。症状だけは緩徐に進行し、ついには左足に突っ張りを感じるといいます。そんなとき大腿の線維束性収縮をわずかに認めました。今まで見落としていたのか、〝ＡＬＳ〟が頭をよぎります。まだ若年であった私は針筋電図を教わっているレベルで診断能力がありません。患者さんにはその旨をお伝えし近圏の大学病院に紹介しました。

二カ月後、返信の手紙だけが送られてきました。「先生のご指摘のとおりＡＬＳの診断となりました」。その患者さんが私の外来に来ることは、もうありませんでした。

今になって考えれば、偽多発神経炎型、いわゆる〝flail leg〟であったのかもしれません。付け加えれば単下肢発症の女性ですから比較的まれな病態であり、診断までにかなりの時間を要してしまいました。よく患者さんがいわれる「診断までに時間がかかった」というのは、ＡＬＳには特異的なバイオマーカーもなく、臨床像からの鑑別が基本になるにもかかわらず、その病型は多彩で診断基準に合致しない症例もあるなど、確定診断に至るまで慎重にならざるを得ない要因がいくつもあることに関係します。

しかし患者さんにとってその時間は極めて貴重です。かかった時間の分、症状は確実に進行しています。こうなることがもっと早くわかっていれば、と後悔の念に堪えられないこともあるでしょう。そして患者さんがこのＡＬＳを受け入れるまでには筆舌に尽くしがたい苦悩と葛藤があり、本来であればそこをケアするために多くの時間が割かれるべきです。そう考えれば診断までの不安な時間はさらに短いことが望まれます。

二〇〇八年に提言されたAwaji基準は診断の感度が高いと言われています。これは私ができなかった筋電図の異常をより重視しています。私たち医療者はこれからも早期診断に努めていかなければなりません。そして根本治療も現在では夢ではなくなってきましたが、もし有効な治療手段が確立された場合は、さらなる早期診断の必要性が高まっていくことでしょう。

では、はたしてＡＬＳの診断がついたとき、患者さんはそれをどのように受け入れるのでしょうか？

私が神経内科医だったころは、ＡＬＳはそれこそ末期がんのような告知のスタイルでした。近い将来の確約された「死を前提」とした説明になります。

この場合、患者さんの心理変化は「キューブラー・ロスの死の受容過程」に従うものとされていました。第一段階「否認」：大きなショックからその事実を否認し孤立する段階、第二段階「怒り」：なぜこんな目にあうのかと周囲に怒りを向ける段階、第三段階「取引」：どんなことでもするから（代償を払うから）治してほしいと取引を試みる段階、第四段階「抑うつ」：取引が無駄だとわかり絶望・ひどい抑うつ状態で何もできなくなる、第五段階「受容」：悲嘆しつつも死を受け入れていく段階。これら一から五の段階を行ったり来たりしながら最終的には突然、悟ったように死を受容する、となっています。

しかし最近ではＡＬＳの説明は以前とは違ったものになっています。呼吸補助や胃瘻《いろう》栄養を併用することで、呼吸筋麻痺や嚥下障害はひとつの症候に過ぎず、決して死に直結するものではない。つまり生きていくうえでの障害のひとつであるとの認識です。

「生きていく前提」になると患者さんの心理変化は障害

の受容過程に近いものになります。これは「中途障害者の障害受容過程」といって、ショック期：自分に何が起きているのか理解できない、否認期：自分の障害から目を背けて認めない、混乱期：怒り、悲しみ、抑うつなどが現れる時期となり、ここまでは先の「死の受容過程」と似ていますが、ここから、努力期：様々なことをきっかけにして障害に負けず生きようと努力する、受容期：現実を受け入れて残された機能の活用や価値観の転換がはかられていくことになります。もちろんこの中で述べている「障害」は進行しないことが前提ですが、ＡＬＳは進行しますので決して同義ではありません。それでも最終的な受容の意味がまったく違ったものになっています。

この本でも患者さんの思いが右ページに綴られています。それを読めば、彼らが今、どのステージにいるのか手に取るようにわかります。不幸にも「死の受容過程」の踊り場に留まっているかのような印象を受けるものもあります。

実は、私は二年前から脳神経外科の実臨床を離れて、昭和大学医学部リハビリテーション医学講座に籍を置いています。自分が手術した患者さんを外来で診察するたびに「障害がある人の生活をより良くしたい」と考えていたら、リハビリテーションをもっと知りたくなっていました。

この講座の先輩で、先の障害受容過程に疑問をもっている先生がいらっしゃいます。混乱期から努力期・受容期への変化があまりにも唐突だというのです。混乱期までは患者さんの行動が、障害自体を治してほしい、元に戻してほしいと望む受動的な姿勢に起因していたものが、急に努力したり活動したり主体的な行動をとるように変化するのです。この主体性を患者さんが獲得するとリハビリテーションの効果が飛躍的に上がるといわれています。しかしどうやったら主体性がつくられるのか、いまだわかっていません。

　先生は、主体性は「意欲（結果期待）」、「自分次第（結果責任）」、「自信（自己効力）」の三つの要素で構成されるとしています。この順番で思考が回りだすと主体性が構築され、価値観の転換が起こり始めます。では患者さんの気持ちは時間が経過すれば勝手に回り出すのでしょうか？　先生はこの研究を英語の論文にする際に、主体性を〝autonomy〟と訳していました。ただご自身でもこの訳は違うと思っていたらしく、常々私に「これだと〝自立〟でしかない」と仰っていました。しかし最近の論文では〝self-leadership〟とされています。確かにこちらの方がしっくりしますね。主体性への回転運動も患者さん自身が始動しているニュアンスが表れています。もちろん周囲の協力は不可欠です。患者さんだけの力で成しえることではありません。

　患者さんが「海で泳ぎたい」と思えば、その気持ちがスタートです。たとえ無茶だと思っても周囲はそれを共有します。いかなる道具や人を駆使しても構いません。そして「泳ぐ」ことでその思いは実現しました。その瞬間、主体性が生まれたのです。そう、すべては彼の意思から始まっています（ＡＬＳではなく脳卒中後の重度の片麻痺となっていた患者さんではありましたが、実話です）。

ＡＬＳの患者さんが気管切開をするか、胃瘻をつくるかを迷っていたら、昔の私であれば「延命」という言葉を使ったかもしれません。しかし今の私であれば、この段階ではまだその言葉を使いません。むしろ「したいことはありませんか？」と尋ねます。ＡＬＳは主体性を得られる疾患だと考えています。

武本さんの写真の力によって、患者さんの表情や仕草、写り込む周囲の環境から、彼らが主体性を獲得した、そしてその獲得までの過程が皆さんにも伝わると思います。

混乱の渦の中で、したいことが小さくてもいいから見つけられたらスタートです。周りの仲間にそれを伝えましょう。巻き込んじゃいましょう。遠慮はいりません。それが、あなたが『これからも生きていく』ことの旗印です。高く掲げてください。

二〇二〇年一月

あとがき

最後までお読みくださり、ありがとうございます。二〇一三年、自分の病気について調べていた本で見つけた「ＡＬＳ」という病気の名前。

翌年出逢ったＡＬＳ患者の藤元健二さんと書籍を作ったことが、私が難病ＡＬＳと向かい合うことになるきっかけでした。

残念ながら、二〇一七年に藤元さんはガンで他界しましたが、そのあとも私は、ＡＬＳ患者の取材を続けています。藤元さんのお葬式で、じっと彼の遺影を見つめている別の患者さんを見たとき、その気持ちはいかばかりかと思うと、取材を止める気持ちにはなれませんでした。

その患者さんは、この本の最初に登場してくださった岡部宏生さん。当時、日本ＡＬＳ協会の会長をしていたＡＬＳの当事者でもある岡部さんに後日会いに行き、それをきっかけに他の患者さんも撮影することにつながったのです。

岡部さんと話すことは、私にとって初めて声を失った人と話すこと。撮影をしながらの会話は、ヘルパーさんの介助で透明文字盤を使って行われます。目で合図をし、言葉をつないで文章を作るのです。大変に骨の折れる作業だと思いますが、私が質問をすると、よどみなく出てくる言葉に驚かされました。「目は口ほどにものを言う」とは、このことだなと。また、質問者を待たせまいと、速やかに答えてくださる岡部さんの思いやりも感じることができました。その会話をすることで、動かない見た目からは想像できなかったパーソナリティがやっと見えてきたのです。

他の患者さんにもお会いし、撮影を続けました。殆どの方が発語が既に困難なので、介助者と透明文字盤やパソコンの視線入力装置を使いながら話をします。どの患者さんもおしゃべりで、短い言葉の中に、家族への思い、病気に対する不安、将来のビジョンなどが詰まっていて、私たちにも必要な言葉だと思いました。でも、それらは全く社会から見えていないことにも気づくようになりました。

ＡＬＳは、運動神経のみが阻害される難病です。

この「のみ」というのが大きな問題で、体が動かなくても、心は私たちと同じように動いていて感覚もあります。私たちが、普通に生きている中で「死の恐怖」にあまり直面しないのは、衣食住などに対して主体的に動くことで、自分の人生をコントロールしている、あるいはコントロールできていると思うからのような気がします。ＡＬＳの患者さんたちは、それらが急速にできなくなっていく。「人は、パンのみによって生くるものに非ず」という有名な聖書の言葉の通り、食べられればいいということではないけれど、食べられない上に、コミュニケーションまで難しくなっていくのです。私たちはひとりで生きられないということを踏まえれば、人に自分の言葉で気持ちを伝えることで、社会参加を実感し、その人の心の支えになっていくのだと思うし、それができなくなることは、この病気の本当の残酷さなのだと思いました。

　そして、「生きたい」という彼らの想いは、私の外側からではなく、いつしか内側から聞こえるように思えたのです。

　取材した写真に患者の声を編集したものを合わせ、二〇一八年から「ＴＨＩＳ　ＩＳ　ＡＬＳ～難病ＡＬＳ患者からのメッセージ～」と題した写真展を展開してきました。それらの作品に新たな作品を加え、この本は出来上がっています。

　岡部宏生さんをはじめ、取材に協力してくださった三十四人の患者さんと彼らを支えるたくさんの人たち、編集者の川上さんをはじめ出版にご尽力いただいた方々、ダイアモンド✡ユカイさんや、私の主治医である兼子先生、そしていつも応援してくれる藤元家の皆様に心から感謝申し上げます。

人は、知らないこととはつながることができません。小さくなっていく彼らの声を写真と共に残し、たくさんの方に繋がっていただけたらと思いました。

この本が、ALS患者への理解を深め、彼らの助け手を増やすきっかけとなり、まだ見つかっていないALSの治療法を見つける未来に繋がっていくことを心から祈っています。

武本花奈

著者
武本花奈（たけもと はな）
写真家

大学卒業後、都内コマーシャルスタジオ勤務。独立。

広告・書籍の写真などを撮る傍ら、2014年ALS患者・藤元健二氏の手記を担当したことをきっかけに、難病ALS患者の取材を開始。

2018年より写真展「THIS IS ALS── 難病ALS患者からのメッセージ」として作品の発表を続けている。

これからも生《い》きていく

THIS IS ALS── 難病ALS患者からのメッセージ

2020年2月15日　初版第1刷

著　者　武本花奈（文・写真）
発行者　伊藤良則
発行所　株式会社春陽堂書店
〒104-0061
東京都中央区銀座3丁目10-9　KEC銀座ビル
TEL:03-6264-0855（代表）
https://www.shunyodo.co.jp/
デザイン　WHITELINE GRAPHICS CO.
印　刷　株式会社加藤文明社

ISBN978-4-394-88004-2　C0060